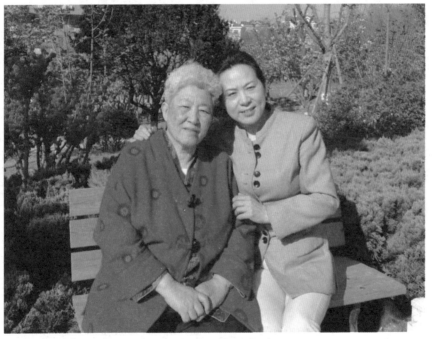

何玉华与师父赵鉴秋（左）

U0295908

22种常见病
小儿推拿全搞定

22ZHONG CHANGJIANBING
XIAOER TUINA QUAN GAODING

编　著：何玉华
摄　影：吕雁军　宋　伟
图片制作：郭　良　赵　婷　赵智勇

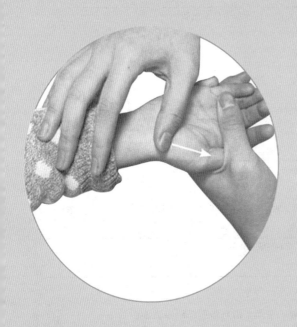

山西出版传媒集团
山西科学技术出版社

图书在版编目（CIP）数据

22种常见病小儿推拿全搞定 / 何玉华编著 . ——太原：山西科学技术出版社，2020.1（2020.8重印）

ISBN 978-7-5377-5982-3

Ⅰ . ① 2… Ⅱ . ① 何… Ⅲ . ① 小儿疾病—推拿 Ⅳ .

① R244.1

中国版本图书馆 CIP 数据核字（2019）第 277550 号

22 种常见病小儿推拿全搞定

出　版　人：赵建伟

编　　　著：何玉华

策 划 编 辑：宋　伟

责 任 编 辑：翟　昕

封 面 设 计：吕雁军

出 版 发 行：山西出版传媒集团·山西科学技术出版社

地　　　址：太原市建设南路 21 号　邮编：030012

编辑部电话：0351-4922078

发 行 电 话：0351-4922121

经　　　销：各地新华书店

印　　　刷：山西人民印刷有限责任公司

网　　　址：www.sxkxjscbs.com

微　　　信：sxkjcbs

开　　　本：890mm×1240mm　1/32　印　张：5.5

字　　　数：121 千字

版　　　次：2020 年 1 月第 1 版　　2020 年 8 月第 7 次印刷

印　　　数：28001-33000 册

书　　　号：ISBN 978-7-5377-5982-3

定　　　价：29.00 元

本社常年法律顾问：王葆柯

如发现印、装质量问题，影响阅读，请与印刷厂联系调换。

序言

　　爱徒何玉华是山西省著名小儿推拿医师，是山西省小儿推拿的代表人物之一。她通过近40年的临床学习、实践和研究，在小儿推拿理论和临床实践上积累了丰富的经验并有所创新，值得后学者学习和借鉴。

　　何玉华及其学生历经3年时间收集、整理、编撰，终于写成《22种常见病小儿推拿全搞定》，作为她的老师我深感欣慰。小儿推拿后继有人，后继有术。

　　该书通俗易懂，实用性和操作性强，图文并茂，对初学者准确掌握小儿推拿术有较大启发和帮助，便于不同文化基础的读者学习和掌握。书中的方法不仅适合医学院校学生和全科医生、综合医院儿科工作者参考学习，更方便家庭保健治疗者阅读学习，促进中医小儿推拿学科发展，于推广普及颇有益处，能使更多的家庭和儿童早日受益，可传承国粹，造福儿童！

赵鉴秋

　　赵鉴秋，当代著名小儿推拿专家，非物质文化遗产三字经派小儿推拿及小儿脏腑点穴传承人及代表人。

前言

　　随着经济快速发展、社会不断进步，人们的健康理念和育儿观念发生了很大变化。在当前滥用抗生素和小儿看病难、看病贵的情况下，小儿推拿顺应了家长和社会的需求，以绿色、健康、有效的疗法获得了大众的认可，为广大家长所推崇。国家卫生和计划生育委员会于2013年提出将0～36个月儿童中医药健康管理服务（小儿推拿）列入国家基本公共卫生服务项目（该项目是中医唯一入选国家基本公共卫生的项目）。沐浴着政策的春风，面对社会迫切的需求，笔者于花甲之年携诸位弟子历经两年，将多年亲历临床常见病、多发病及疑难病的典型案例，以理论联系实际并与现代育儿相结合的形式，汇集成册，使传统中医和现代医学融为一体，把临床中的实践经验和理论通过浅显易懂、图文并茂的形式奉献给大家。书中介绍的防治儿科疾病的小儿推拿方法尽可能地使读者看得懂、学得会、用得来、有效果，期待能予后学以启迪，此亦编写本书之初衷。

　　本书分为三部分：第一部分为小儿推拿基本常识，包括小儿推拿适应证、禁忌证、注意事项等；第二部分为小儿推拿常用手法，涵盖11种常用手法；第三部分为小儿常见病及部分疑难病的推拿治疗，包括疾病概述、诊断要点、辨证分型、推拿处方、预防调护等，指出了疾病治疗的思路与方法，疾病的转归与风险的规避。该书可供从事小儿推拿之同仁及广大小儿推拿的爱好者、儿童家长阅读参考。

小儿推拿易学难精，它的易学表现在多数保健手法人人都能轻松学会，它的难精是因为其中包含着中医的辨证论治理论，蕴含着中医整体观念，而不是简单的"头痛医头，脚痛医脚"，更不是简单的穴位组合，因此对于疾病的治疗要求从业者有较强的理论储备。小儿生理、病理特点异于成人，掌握儿科知识，减少诊疗失误，是我们的责任！发扬和传播小儿推拿，任重道远！

本书承蒙小儿推拿专家赵鉴秋教授在百忙中亲自为本书作序，同时感谢在编写过程中付出辛勤劳动的何玉华小儿推拿门诊秦霞、张佳禾美、乔荣跃、洪继礼等弟子。感谢山西科学技术出版社的同志们在本书出版过程中废寝忘食、一丝不苟的敬业精神，在编辑、审稿、装帧等方面全力配合，为本书的及时问世尽职尽责。

本书在编写过程中难免挂一漏万，不足之处望各位同仁及读者提出宝贵意见和建议，谨此致谢！

何玉华，原山西省人民医院小儿推拿门诊主任医师，世界中医药学会联合会小儿推拿专业委员会副会长，世界中医药联合会小儿亚健康专业委员会常务理事，山西省中医药学会少儿推拿专业委员会副主任委员，山西省针灸学会推拿专业委员会高级指导顾问，山西省名老中医胡翰文主任医师学术经验继承人，非物质文化遗产三字经派小儿推拿及小儿脏腑点穴传承人赵鉴秋教授入室弟子、学术经验继承人。其被评为全国优秀医务工作者、太原市优秀中医专家，荣获山西省科技奉献"先进个人"一等奖，被选为太原市小店区第四次妇女代表大会代表。

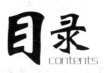

目录
contents

第一章　小儿推拿基本常识

第二章　小儿推拿常用手法

第三章　小儿常见病推拿治疗方法

第一章

小儿推拿基本常识

　　小儿推拿是建立在中医学整体观念基础上，以阴阳五行、脏腑经络学说为理论指导，运用各种手法刺激穴位、疏经通络，以达到调整脏腑功能、治病保健的一种方法。其治疗体系形成于明代，以《保婴神术按摩经》等小儿推拿专著的问世为标志。小儿推拿的穴位有点状穴、线状穴、面状穴等，在操作方法上强调轻快柔和、平稳着实，注重补泻手法和操作顺序，对常见病、多发病的治疗均有较好的疗效。

　　小儿推拿具有增强免疫力的作用，其机理是通过刺激经络，可使小儿气血调和、饮食不偏、正常发育，从而达到未病先防之功效；当其处于疾病期，可激发人体正气以抗邪，从而达到既病防变之目的。无论治疗外感还是内伤疾病，小儿推拿均可平衡阴阳、调和脏腑、疏通经络、行气活血、扶正祛邪，从根本上改善患儿体质，提高患儿抵抗力，减少患儿生病次数，其远期疗效不容小视。

一、小儿推拿适应证

　　小儿推拿调理范围广泛，可用于治疗发热、感冒、咳嗽、腹痛、腹泻、便秘、厌食、流涎、遗尿、夜啼等多种儿科常见疾病，对于小儿斜颈、生长发育迟缓及脑瘫等疑难病症临床疗效亦为显著。小儿推拿不打针、不吃药、无创伤之特点深为家长所推崇，已得到国内外临床医学界的认可。

二、小儿推拿禁忌证及注意事项

小儿推拿疗法治疗范围广泛，效果良好，但也有一些情况不适合使用，具体如下。

（1）皮肤发生烧伤、烫伤、擦伤、裂伤及生有疥疮者，局部不宜推拿。

（2）某些急性感染性疾病，如蜂窝织炎、骨结核、骨髓炎、丹毒等患者不宜推拿。

（3）各种恶性肿瘤、外伤、骨折、骨头脱位等患者不宜推拿。

（4）某些急性传染病，如急性肝炎、肺结核病等患者不宜推拿。

（5）严重心脏病、肝病患者及血小板减少性紫癜患者慎推拿。

小儿疾病的病理特点决定了小儿容易发病、传变迅速，治疗不当或不及时会影响疾病的愈后转归，故推拿治疗前应先由专业医师进行诊断后再施行推拿治疗，必要时需配合内治法协同治疗。

三、小儿推拿治疗时间与疗程

有些家长可能认为小儿推拿时间越长越好，其实不然。小儿推拿如同服药，有剂量、时间和疗程的规定。小儿推拿时间长短可因不同手法、不同部位、不同病程、不同年龄而不同。其疗程及每日推拿次数需依据不同疾病而定，一般疾病每天推拿1次，重病、急病可每天推拿2~3次（如高热、重症腹泻、肺炎等疾病），对于慢性病（如过敏性鼻炎、腺样体肥大、扁桃体炎、咳嗽等），则需要结合病程、病情来确定。

治疗婴幼儿湿疹一般20天为1个疗程。

治疗小儿反复呼吸道感染（易感儿）一般10~30天为1个疗程。

治疗小儿生长发育迟缓、遗尿一般1个月为1个疗程。

治疗小儿先天性肌性斜颈一般3个月至半年为1个疗程。

推拿保健每天 1 次，7～10天为 1 个疗程，每个疗程结束后，可休息3～7天，再继续下 1 个疗程；也可隔日或隔2日 1 次，以达到保健防病的目的。

四、小儿推拿治疗的几点要求

（1）小儿推拿治疗前，必须有医生进行明确诊断。小儿疾病瞬息万变，操作者切莫疏忽大意。

（2）手法必须熟练。只有正确、熟练的手法才能顺利完成推拿治疗并取得理想效果。

（3）精力必须集中。推拿过程中，必须集中精力：①推拿过程中除向家长进行必要的病后调理指导外，请不要和家长或他人谈论与推拿无关事宜；②随时注意观察孩子的姿势和表情，若发现不适反应要及时处理。

（4）灵活安排推拿顺序。对不同月龄或年龄的小儿，要灵活安排推拿顺序，对年龄略大且配合的小儿，可按正常推拿顺序进行。对发热哭闹不配合的孩子，可先推主穴后推辅穴。

（5）每次推拿保健或治疗最好只针对1个问题，如果目的太多、推拿的穴位太杂，会影响最终效果。

（6）对某些推拿不能治疗的急症、重症，必须及时送医院诊治，不要盲目推拿而延误病情，造成严重后果！

五、影响小儿推拿疗效的因素

（1）正确的辨证，合理的配穴。小儿推拿是以中医基础理论为指导的，而中医的特点是整体观念和辨证论治，正确辨清孩子的体质和现阶段的病因病机、病位、病势，辨明寒热虚实、阴阳表里。根据辨证结果和孩子的具体情况选择相应的穴位合理配穴。小儿推拿的治病不是"头痛医头，脚痛医脚"，更不是简单的穴位组合。

（2）准确的取穴，恰当的手法。小儿推拿是通过刺激体表经络穴位来调整人体阴阳平衡，达到防治疾病的作用的，所以正确的取穴和娴熟的手法是小儿推拿治疗取效的关键。

（3）用心的推拿，家长的配合。推拿疗效的好坏与推拿者的用心程度有密切关系，推拿时越专注、越用心，效果越好。推拿结束后，效果的好坏与家长配合与否关系密切。首先，家长要认可小儿推拿，并坚持按疗程治疗；其次，要遵医嘱，控制好饮食，衣着适度，规律生活，恰当护理。再次，家长情绪要稳定，过度的焦虑紧张不利于孩子的康复。

每个孩子都会生病，在孩子生病时，需要勇敢的不仅是孩子，也包括家长。因此，当孩子生病时，家长的态度尤其重要！

六、推拿过程中孩子哭闹该如何安抚

（1）首先分析孩子哭闹之原因，有些孩子可能平时接触外人少，不喜陌生人碰自己而烦躁哭闹；有些孩子因生病期间经常去医院打针输液，孩子对医院、医生产生恐惧感，此时可于治疗前先跟孩子交流、熟悉，通过看书籍、讲故事、听音乐等方式转移孩子注意力；孩子处于饥饿、入睡前等阶段，可边喂奶边推拿或于孩子睡眠中进行推拿。

（2）若孩子因初次接触推拿而哭闹，可先用轻柔的手法推拿，让孩子逐渐适应。

（3）推拿手法有先后顺序，一般为手、头、胸、下肢、背部，但若患儿哭闹，配合欠佳，可仅选用重点穴位或根据患儿病情灵活调整。

（4）若孩子哭闹严重，孩子可能是由于身体疼痛不适而烦躁哭闹，此时可使用轻柔的手法让孩子逐渐适应，若仍不能缓解，则不宜强行推拿治疗。

第二章

小儿推拿常用手法

第一节　手法概述

小儿推拿手法是小儿推拿疗法中的两大基本要素之一，也是基本功之一，手法的熟练和精确与否直接影响推拿的治疗效果，所以正确掌握、认真领会、灵活应用推拿手法是对每个推拿医生最基本的要求。

一、小儿推拿手法的基本要求

轻快柔和、平稳着实。

轻：手法操作时所用的力度轻。

快：手法操作时所用的频率快。

柔和：手法操作的力度均匀柔和。

平稳：手法操作时所用的力度和频率始终如一。

着实：手法操作时紧贴穴位的表面，有轻而不浮之意。

二、小儿推拿手法要领

沉肩：肩部下沉，自然放松，不可僵硬、上耸。

垂肘：肘部松垂，肘尖对着地面，保持下垂。

悬腕：腕关节自然屈曲。

掌虚：手掌虚握。

指实：蓄力于手指。

第二节　小儿推拿常用手法

一、推法

推法分四种

（1）**直推法**：用拇指桡侧缘或指面，或示、中二指指面贴在穴位上，做由此到彼的单方向直线移动称直推法。

（2）**旋推法**：用拇指指面贴在穴位上，做顺时针方向的环旋移动称旋推法。

（3）**分推法**：用拇指桡侧缘或指面，或示、中二指指面由穴位中央向两侧做分向推动称分推法。

（4）**合推法**：与分推相反，即由穴位两端向中央合拢推动。

动作要领

（1）推法操作时，拇指或示、中二指指间关节自然伸直，不可有意屈曲，主要是靠肘、腕关节或掌指关节的屈伸或内外伸展来带动，肩臂要自然放松。

（2）推法应呈线条状运行推动，呈单行方向。

（3）推动时要有节律，用力要均匀、柔和，始终如一。同时注意不要带动皮下组织。

（4）频率为每分钟200~300次。

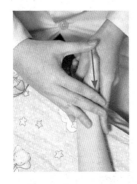
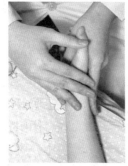
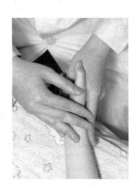

直推法（拇指直推法）

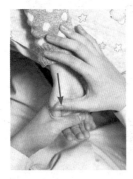
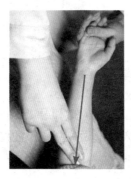
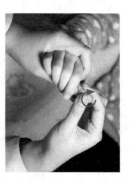

直推法（拇指桡侧面直推）　直推法（示、中二指直推）　旋推法（补脾经）

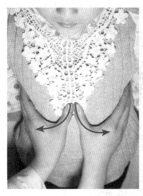
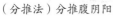
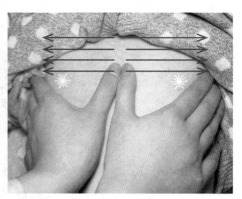

（分推法）分推腹阴阳　　　　　　分推胸八道

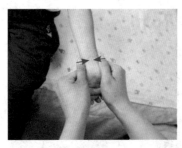

合推法

临床应用

推法主要用在线状、面状穴位上，操作时需要应用介质。直推法用在线状穴位上，旋推法用在五脏等特定穴位上，分推法用在各阴阳穴上（头：坎宫，胸：膻中，腹：腹阴阳，背：肺俞，手：手阴阳又称大横纹，合推法只用在手阴阳穴上）。在某些穴位上操作方向与补泻有关，此外推法需要与指揉法、运法、摩法相区别。

二、拿法

用拇指和示指指腹，或拇指和第二、三、四指指腹，相对用力，在一定部位或者穴位上做一紧一松的捏提动作，称为拿法。

动作要领

（1）肩臂放松，蓄力于腕及掌，以指面着力。

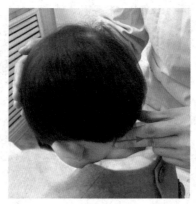

拿法（拿风池）

（2）动作要缓和而有连贯性，着力要由轻到重，再由重到轻。

（3）此法为复合手法，含捏、提、揉三种动作形态。操作时以捏法为基础，提、揉为辅助。

临床应用

拿法主要用于颈项、肩部、四肢上的穴位和肌肉较丰满的部位。拿后常继以揉法缓和刺激。三指拿适用于面积较小的部位，如拿肩井、承山、颈项两侧等。

三、按法

用拇指或中指指端或掌心在一定的穴位上向下逐渐用力揪压称按法。

动作要领

（1）指按：手握空拳，或四指自然伸直，指端用劲逐渐向下揪压。

（2）掌按：腕关节微背屈，掌心用劲逐渐向下揪压。

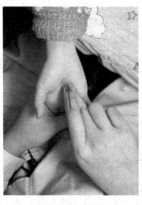
按法（中指指端按）

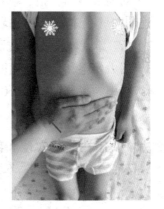
按法（掌按法）

临床应用

指按法多用在点状穴位上，掌按法多用在面状穴位或部位上，指按后多继以揉法，或按揉复合应用，形成按揉复合手法。

四、摩法

用示、中、环指指面或掌心贴在穴位上做顺时针或逆时针方向的环旋抚摩动作称摩法。

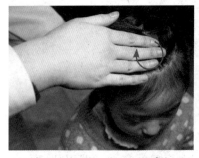

摩法（示、中、环指指面摩）

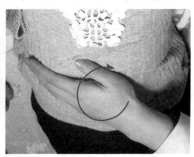

摩法（掌摩）

动作要领

（1）肘关节微屈，指、掌着力部分要随着腕关节主动屈伸旋转，连同前臂在体表做环旋抚摩活动。

（2）指、掌在体表做环旋抚摩时，注意不要带动皮下组织。

（3）用力要柔和自然，速度要均匀协调，压力大小适当。

（4）频率为每分钟100~160次。

临床应用

摩法主要用在面状穴位和部位上，需要应用介质。古人有"摩法不宜急、不宜缓、不宜轻、不宜重，以中和之意施之"，以及"急摩泻，缓摩补"的说法。摩法较旋推法为轻，较运法则重。

旋推法、摩法、指揉法的鉴别

（1）力度：旋推法最轻，摩法次之，揉法最重。

（2）操作方法：旋推法是用拇指面按顺时针方向推动；摩法是用手掌环旋摩动，方向不限，指揉法是用指端吸定于操作部位。

（3）施术部位：旋推法用于手部五经穴；摩法用于面状穴位，指揉法则用于点状穴位。

五、揉法

用中指或拇指指端，或掌根或大鱼际吸定于穴位，以腕关节回旋活动或以腕关节和掌指关节活动为主，带动前臂做顺时针或逆时针方向旋转活动称揉法。

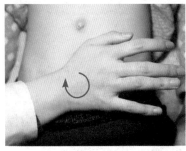

掌根揉

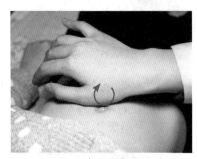

鱼际揉

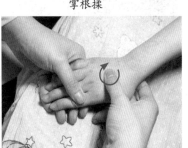

拇指指端揉

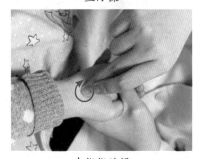

中指指端揉

动作要领

（1）揉法操作时，压力要轻柔而均匀，动作要有节律。

（2）指揉时，以腕关节和掌指关节屈伸旋转为主，鱼际揉或掌根揉时，以腕关节回旋活动来带动前臂。

（3）吸定处不要离开接触的皮肤，不要在皮肤上摩擦，要使该处皮下筋脉随着揉动而滑动，所用力度较推法、摩法稍大。

（4）频率为每分钟200~280次。

临床应用

指揉法多用在点状穴位上，且常和按法、掐法合用。掌揉法和大鱼际揉法多用在面状穴位及部位上，特别是脘腹和头面部。它不同于旋推法、摩法及运法。

六、捏法

捏法有两种操作方法

（1）将双手示指屈曲，用示指桡侧缘顶住皮肤，拇指前按，两指同时用力捏拿皮肤，双手交替向前捻动。

（2）用拇指顶住皮肤，示、中二指前按，三指同时用力捏

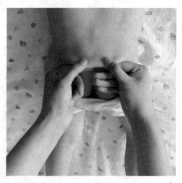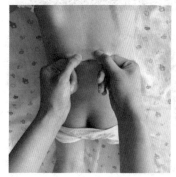

捏脊 1

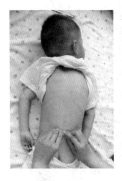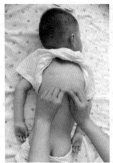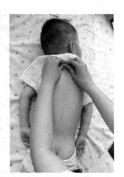

捏脊 2

拿皮肤，双手交替向前捻动。

动作要领

（1）拇、示二指或拇、示、中三指捏拿皮肤的多少及用力大小要适当，切不可带有拧转动作，提拿过多则手法不易向前捻动推进，提拿过少则容易滑脱导致手法失败。

（2）向前捻动时，双手交替使用，不可间断，保持直线前进，不可歪斜。

（3）捏脊的方向由下向上。

临床应用

捏法主要用在脊柱穴上，捏脊具体操作时双手每交替三下即同时捏住皮肤向上提一下，称"捏三提一"。

七、掐法

手握空拳，用拇指甲垂直用力重刺穴位称掐法。

动作要领

（1）手握空拳，拇指伸直紧贴于示指桡侧缘。

（2）用拇指甲逐渐用力，垂直重刺穴位。

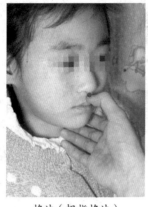
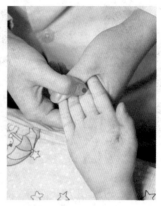

掐法（拇指掐法）　　　　　四横纹（掐法）

临床应用

掐法刺激量较大，多继以揉法以缓解不适。掐法多在急救时和治疗某些慢性疾病时应用。《厘正按摩要术》："掐由甲入，用以代针。掐之则生痛，而气血一止。随以揉继之，气血行而经络舒也。"

八、搓法

用双手掌夹住患者肢体或其他部位，相对用力快速搓动，称为搓法。

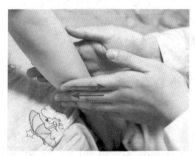
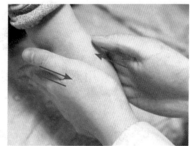

搓法

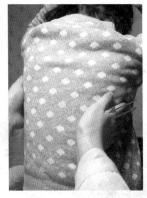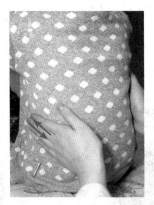

搓摩胁肋

操作要领

（1）操作时，双掌相对用力，前后交替搓动。即双手掌先夹持，后揉搓。

（2）双手用力要对称，动作协调、柔和、均匀，搓动要快，移动要慢，不要间断。

临床应用

搓法常用于胁肋及四肢部。具有调和气血、疏通脉络、放松肌肉的作用。

九、捣法

用中指指端或中指指节有节律地叩击穴位称捣法。

动作要领

（1）以半握拳，用中指第二节或用中指顶端在穴位上频频捣之。

（2）捣击时肩肘关节放松，以腕关节活动为主。

（3）捣击时穴位应准确，用力要均匀一致。

（4）频率为每分钟150~300次。

临床应用

捣法主要用在小天心穴上，且操作时间可以相对较长。

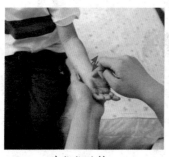

中指指端捣

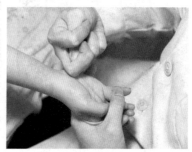

中指指节捣

十、运法

用拇指或中指指端在穴位上，由此及彼做环行或弧形移动称运法。

动作要领：

（1）运法宜轻不宜重，宜缓不宜急，是用指端在体表做旋

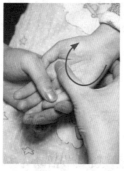

运法（逆运）

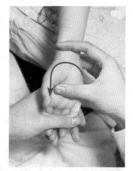

运法（顺运）

转摩擦移动，不带动深层肌肉组织。

（2）频率为每分钟80~120次。

临床应用

运法多用在点状及面状穴位上，需应用介质。

十一、擦法

用手掌或大鱼际或小鱼际在体表一定部位或穴位上来回快速摩擦，称擦法。

动作要领

（1）擦时不论是上下方向还是左右方向，都应直线往返，不可歪斜，往返距离要拉长。

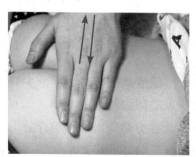

掌擦法

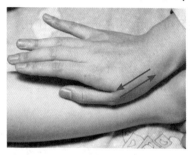

大鱼际擦法

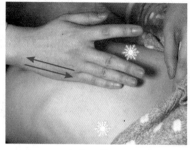

小鱼际擦法

（2）着力部分要紧贴皮肤，但不要过于用力，以免破皮。

（3）用力要稳，动作要均匀、连续，频率每分钟100~200次。

临床应用

（1）掌擦法温热度较低，多用于胸胁及腹部，用于治疗脾胃虚寒引起的脘腹疼痛、消化不良、胸胁进伤等症。

（2）大鱼际擦法热度中等，用于胸腹、腰背、四肢等处，常用于治疗软组织损伤疼痛。

（3）小鱼际擦法热度较高。多用于脊柱两侧、腰臀及下肢，用于治疗各种酸痛、麻木、劳损、伤筋等症。

（4）小鱼际擦法常在掌擦后进行，这样热度产生较快。

第三节　小儿推拿常用介质

小儿肌肤娇嫩，在推拿按摩时为了减少对皮肤的损伤，常在手上或患部涂一点类似润滑油的物质，如润滑油、滑石粉和水等；或借助某些芳香类物质以增强治疗效果，如葱姜水、薄荷水、水杨酸甲酯、冬绿膏、小儿推拿霜等，我们称这些物质为推拿介质。

使用介质的目的：一是润滑剂可以起到滑润皮肤的作用；二是推拿时增强手法的治疗作用。

常用介质：主要有滑石粉、葱姜水、薄荷水、爽身粉、冬青膏等。

第三章

小儿常见病推拿治疗方法

第一节　呼吸系统疾病

一、感冒

1. 疾病定义

感冒俗称"伤风"，是婴幼儿最常见的外感疾病，主要由于感受风邪所致，感冒的发生与外界气候变化和小儿正气的强弱有密切关系，由于小儿脏腑娇嫩，形气未充，卫表不固，抗病能力差，对外界气候变化不能很好地适应，故易受外邪侵袭，导致感冒。

2. 诊断要点

（1）以发热恶寒、鼻塞流涕、头痛、喷嚏、全身酸痛、乏力等症状为主，可伴有咳嗽、咽痛、腹泻等兼症。

（2）四时均有，多见于冬春季节，常因气候骤变、寒温失调而发病。

3. 辨证论治

（1）风寒感冒。

症候：发热轻，恶寒重，头痛、周身酸痛明显，一般不出汗，鼻塞，流清涕，咳嗽，痰稀色

风寒感冒

白，食欲减退，大小便正常。舌质淡，苔薄白。

治则：辛温解表。

推拿处方：开天门，推坎宫，揉太阳，揉耳后高骨，揉迎香，揉一窝风，推三关，清肺经，揉风门，揉肺俞。

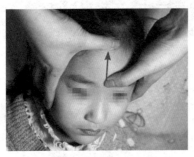
开天门

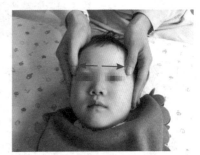
推坎宫

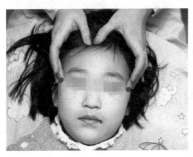
揉太阳

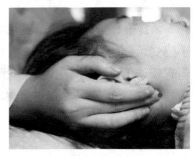
揉耳后高骨

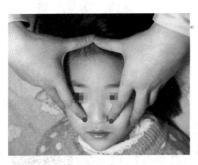
揉迎香

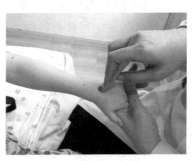
揉一窝风

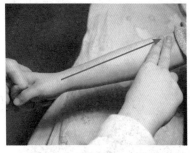
推三关

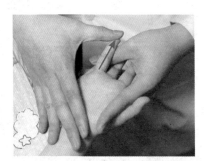
清肺经

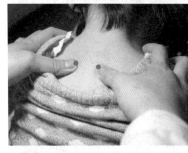
揉风门

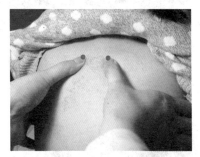
揉肺俞

（2）风热感冒。

症候：发热重，微恶风，鼻塞、流浊涕、咳嗽声重，或有黏稠黄痰，头痛，口渴喜饮，咽红、干、痛、痒，大便干，小便黄。查体可见咽部充血，扁桃体红肿。舌苔薄黄或黄厚，舌质红。

风热感冒

治则：辛凉解表。

推拿处方：开天门，推坎宫，揉太阳，揉耳后高骨，揉迎香，清肺平肝，清天河水，退六腑，揉肺俞，推脊柱。

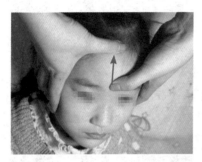

开天门

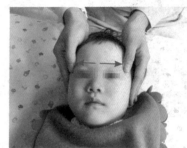

推坎宫

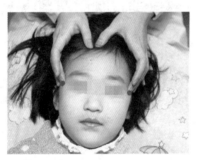

揉太阳

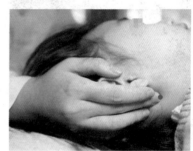

揉耳后高骨

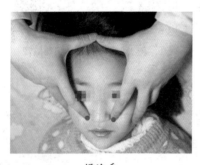

揉迎香

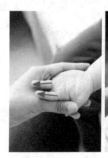

清肺平肝

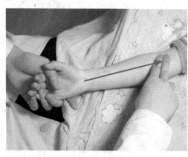

清天河水

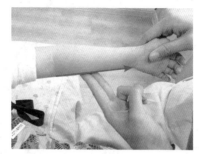

退六腑

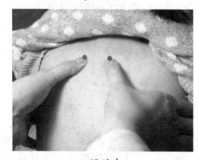

揉肺俞

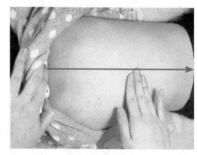

推脊柱

（3）暑湿感冒。

症候：高热无汗或高热不退，或身热不扬，头疼，身重困倦，胸闷泛恶，食欲不振，或呕吐腹泻，鼻塞流涕，咳嗽。舌苔厚或黄腻，质红。

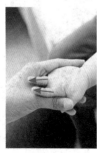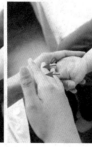

清肺平肝

治则：清暑解表。

推拿处方：清肺平肝，揉掌小横纹，清板门，退六腑，清天河水，下推天柱骨，揉肺俞。

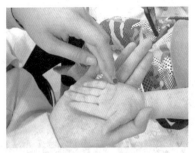

揉掌小横纹

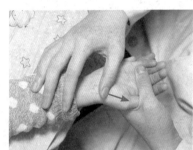

清板门

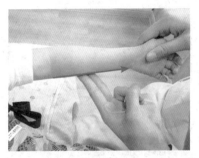

退六腑

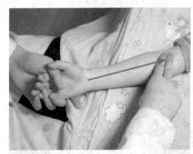

清天河水

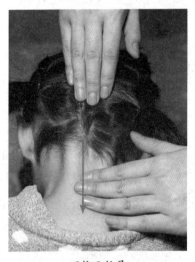

下推天柱骨

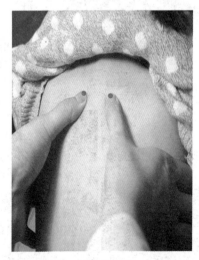

揉肺俞

4. 预防调护

（1）注意休息，减少能量消耗。

（2）饮食清淡，多食易消化食物。

（3）多喝温水，增强机体代谢能力，促进毒素排出，同时以助发汗，利于降温。

（4）保证空气流通，同时注意保暖。

附：反复感冒

1. 疾病定义

小儿每年感冒在8次以上，或半年之内感冒次数多于6次，称为小儿反复感冒。其与西医学"反复上呼吸道感染"相似。

2. 诊断要点

（1）反复感冒，每年感冒次数在8次以上，或半年感冒次数在6次以上。

（2）病程迁延，健康患儿感冒一般3～7天痊愈，而易感儿病程可延长至7～14天，甚至一次未愈又开始下一次，反复可达数月之久。

（3）自汗、多汗或鼻塞。

（4）不耐风寒。易感儿对气候变化适应能力特别差，对风寒刺激尤为敏感，稍有不适即可发病。

（5）纳呆少食，患儿多表现为面色萎黄或者苍白，毛发黄软无光泽。

3. 辨证论治

（1）肺脾气虚。

症候：面白身寒，少汗或无汗，喜静恶动，少气懒言，语声无力，食少或脘腹胀满，大便时稀溏，时鼻塞、清涕，舌淡或舌体胖大，脉缓。

治法：补肺固表，健脾益气。

推拿处方：补脾经，补肺经，补肾经，揉上马，运内八卦，揉肺俞，揉脾俞，揉足三里，捏脊至局部微红。

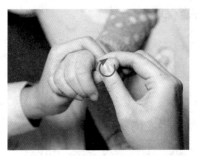
补脾经

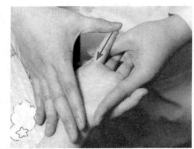
补肺经

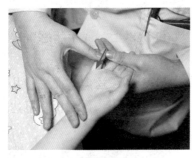
补肾经

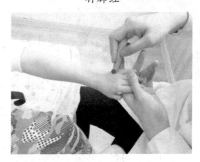
揉上马

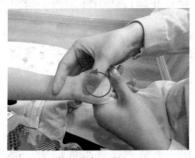
运内八卦

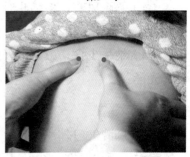
揉肺俞

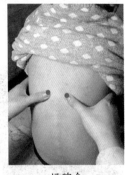
揉脾俞

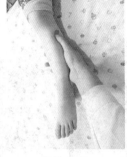
揉足三里

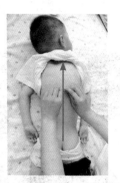
捏脊

（2）肾阴不足。

症候：面红身热，多汗，喜动，食多善饥，口渴喜饮水，大便干燥，扁桃体慢性肿大。舌红少苔或剥脱苔，脉有力。

治法：养阴清热。

推拿处方：补肾经，揉上马，补脾经，补肺经，运内八卦，掐肾顶，清天河水，下推天柱骨，揉肾俞，揉肺俞，揉脾俞，揉足三里，捏脊至局部微红。

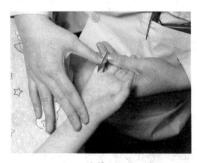
补肾经

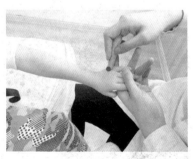
揉上马

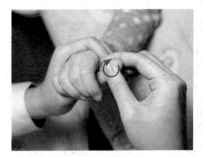

补脾经

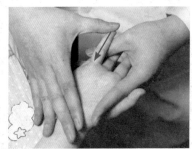

补肺经

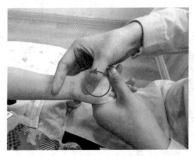

运内八卦

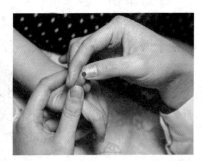

掐肾顶

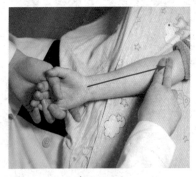

清天河水

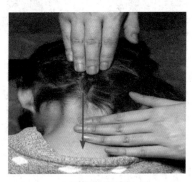

下推天柱骨

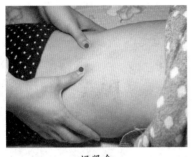

揉肾俞　　　　　　　　　　揉肺俞

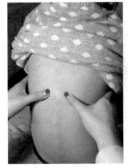
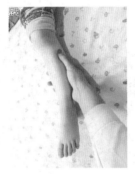
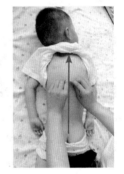

揉脾俞　　　　　　揉足三里　　　　　捏脊

（3）气阴两虚。

症候：食欲不振，面色萎黄或苍白，形瘦喜饮，手足心热，小便淡黄，大便干燥。舌红苔少或地图舌，边有齿印，脉细数。

治法：益气养阴。

推拿处方：补肾经，揉上马，补脾经，补肺经，运内八卦，掐肾顶，清天河水，揉外劳宫，揉肾俞，揉肺俞，揉脾俞，揉足三里，捏脊至局部微红。

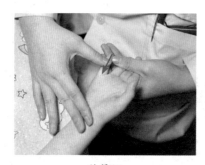

补肾经

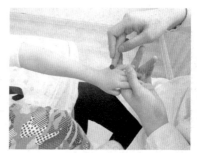

揉上马

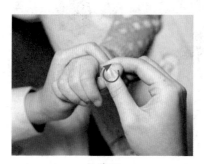

补脾经

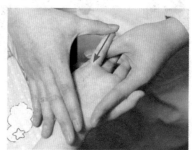

补肺经

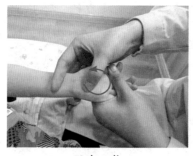

运内八卦

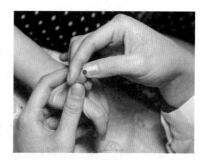

掐肾顶

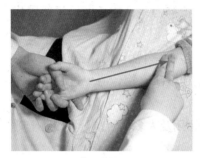

清天河水

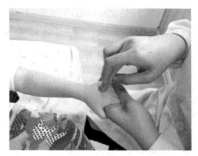

揉外劳宫

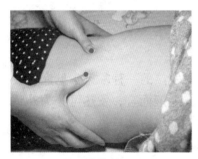

揉肾俞

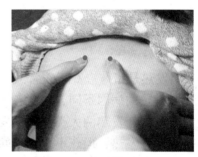

揉肺俞

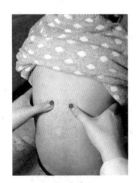

揉脾俞

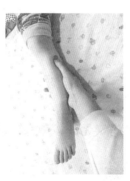

揉足三里

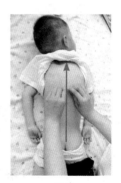

捏脊

4. 预防调护

（1）易感儿先天禀赋不足，抵抗力差，或长期反复感冒病邪稽留不去，防护不当易反复外感。

（2）易感儿平时宜多晒太阳，多在室外活动，增强抗病能力。

（3）根据气候变化适时为孩子增减衣物，避免过暖汗出而外感。

（4）流感易发季节，避免去密闭及人多场所，避免接触上呼吸道感染病人。

（5）生病期间注意休息，多喝热水，饮食清淡。

二、发热

1. 疾病定义

发热是指体温高于正常或自觉发热的一种临床常见症状。引起发热的病因不同，症状各异。一般而言，发热可分为外感发热及内伤发热两大类。外感发热邪气多从口鼻或皮毛而入，多见恶寒发热，但热不寒，或寒热交替；内伤发热多为体内气血阴阳失和所致，表现为低热或潮热，来势较缓，病程较长。

2. 诊断要点

体温异常升高，腋下温度37.4℃以上，常伴有其他原发病症状。

3. 辨证论治

（1）外感风寒。

症候：发热，头痛，无汗，鼻塞，流涕，苔薄白，指纹鲜红。

治则：发汗解表散寒。

外感风寒

推拿处方：开天门，推坎宫，揉太阳，揉耳后高骨，揉外劳宫，推三关，掐揉二扇门，揉迎香，拿风池。

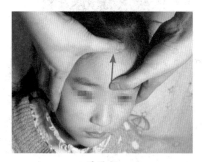

开天门

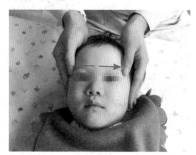

推坎宫

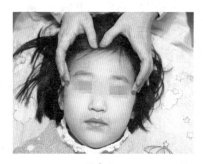

揉太阳

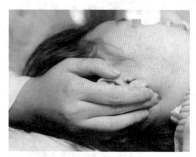

揉耳后高骨

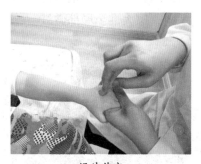

揉外劳宫

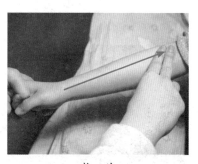

推三关

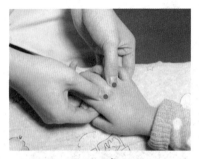

掐揉二扇门

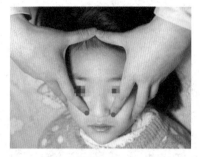

揉迎香

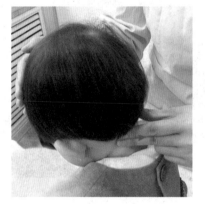

拿风池

（2）外感风热。

症候：发热，微汗出，口干，鼻流黄涕。苔薄黄，指纹红紫。

外感风热

治则：疏风清热解表。

推拿处方：开天门，推坎宫，揉太阳，揉耳后高骨，清天河水，清肺经，清肝经，退六腑，擦大椎至局部微红。

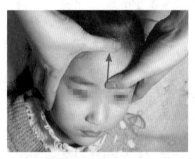

开天门

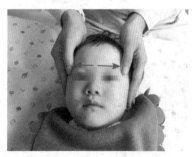

推坎宫

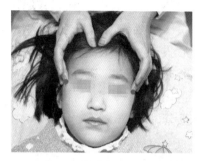

揉太阳

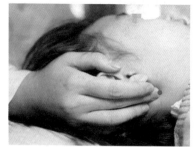

揉耳后高骨

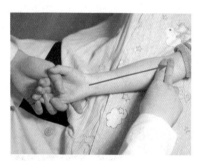

清天河水

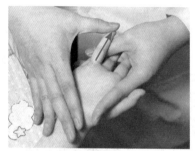

清肺经

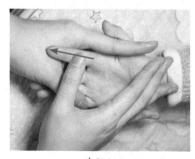

清肝经

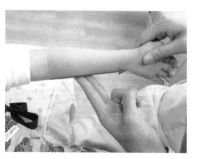

退六腑

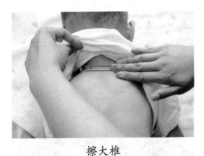

擦大椎

（3）阴虚内热。

症候：午后发热，手足心热，形瘦，盗汗，食欲减退。脉细数，舌红苔剥，指纹淡紫。

阴虚内热

治则：滋阴清热。

推拿处方：补肾经，补肺经，揉上马，清天河水，揉内劳宫，推脊，揉涌泉，按揉足三里。

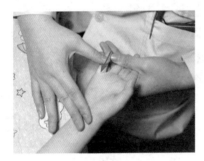

补肾经

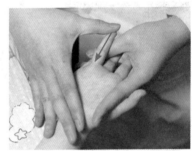

补肺经

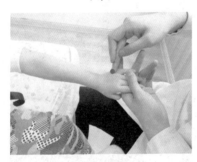

揉上马

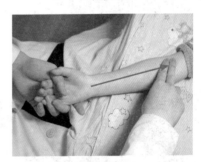

清天河水

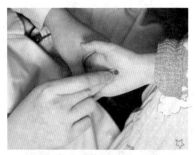

揉内劳宫

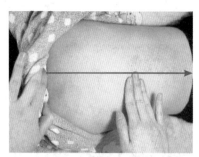

推脊

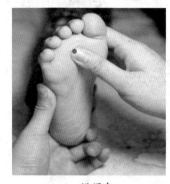

揉涌泉

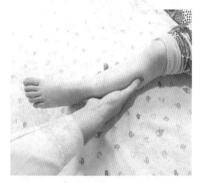

按揉足三里

（4）肺胃实热。

症候：高热，面红，气促，不思饮食，便秘，烦躁，渴而引饮。舌红苔燥，指纹深紫。

治则：清泻里热，理气消食。

肺胃实热

推拿处方：清肺经，清胃经，清大肠经，揉板门，清天河水，揉上马，退六腑，推脊，揉涌泉。

4. 预防调护

（1）卧床休息，减少能量消耗。

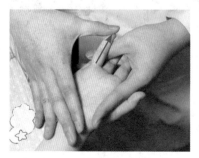

清肺经

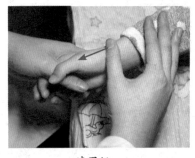

清胃经

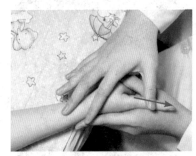

清大肠经

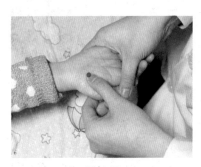

揉板门

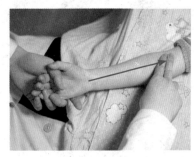

清天河水

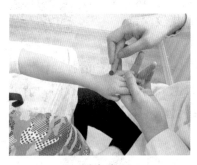

揉上马

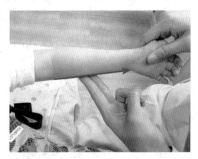

退六腑

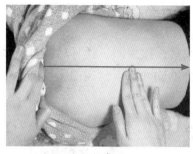
推脊

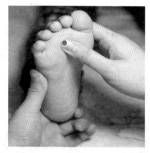
揉涌泉

（2）忌食鸡蛋、牛奶、肉类等高热量食物。

（3）多喝热水，以助发汗，利于降温。

（4）保证空气流通，同时注意避免风寒。

三、咳嗽

1. 疾病定义

咳嗽是小儿肺系疾病的主要症状之一，有声无痰谓之咳，有痰无声谓之嗽，有痰有声谓之咳嗽。一年四季均可发病，但以秋、冬季节较多，不论外邪侵袭，或内因所伤，均可引起。

2. 诊断要点

（1）以咳嗽为主要表现，多有感冒发热病史。

（2）好发于冬、春季节，常因气候变化引发。

（3）肺部听诊：双肺呼吸音粗，或可闻及干湿性啰音。胸片显示支气管或肺纹理增粗或紊乱。

3. 辨证论治

（1）外感咳嗽。

1）风寒咳嗽。

风寒咳嗽

症候：咳嗽频频，痰白清稀，喉痒声重，鼻流清涕，恶寒重，发热轻，无汗，苔薄白，脉浮紧，指纹淡红。

治则：祛风散寒，宣肺止咳。

推拿处方：开天门，推坎宫，揉太阳，揉耳后高骨，揉一窝风，推三关，运内八卦，分推胸八道，揉风门，揉肺俞或擦风门、肺俞至透热为度。

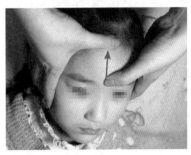

开天门

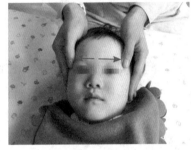

推坎宫

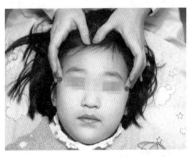

揉太阳

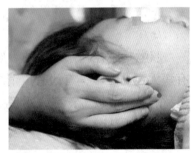

揉耳后高骨

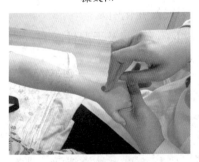

揉一窝风

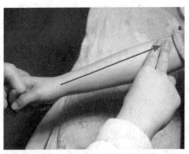

推三关

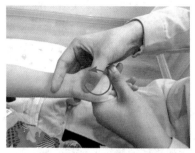

运内八卦

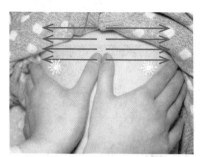

分推胸八道

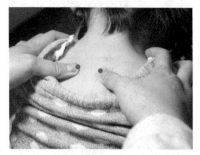

揉风门

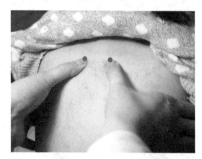

揉肺俞

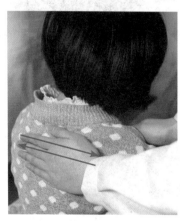

擦风门、肺俞

2）风热咳嗽。

风热咳嗽

症候：痰黄黏稠，咽喉疼痛，鼻流浊涕，恶寒轻，发热重，口渴。舌红苔薄黄，脉浮数，指纹紫红。

治则：疏风清热，宣肺止咳。

推拿处方：开天门，推坎宫，揉太阳，揉耳后高骨，清肺平肝，运内八卦，清天河水，分推胸八道，揉膻中，揉风门，分推肩胛，揉肺俞。

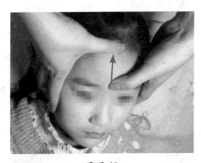

开天门

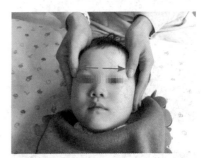

推坎宫

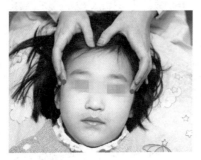

揉太阳

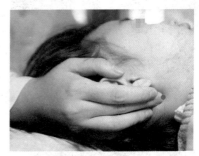

揉耳后高骨

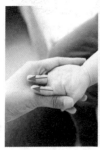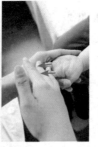

清肺平肝

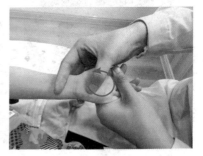

运内八卦

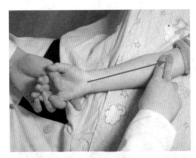

清天河水

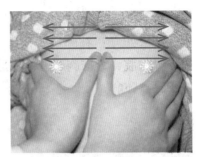

分推胸八道

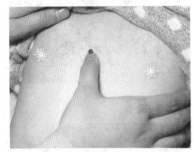

揉膻中

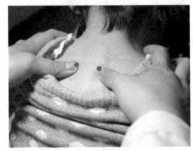

揉风门

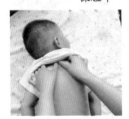

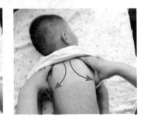

分推肩胛

（2）内伤咳嗽。

1）痰湿咳嗽。

症候：咳嗽痰多、色白清稀、胸闷纳呆、神倦乏力。舌淡、苔白腻。

痰湿咳嗽

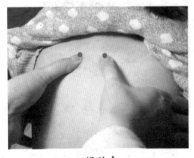

揉肺俞

治则：健脾除湿、化痰止咳。

推拿处方：补脾经，清肺经，运内八卦，揉膻中，揉天突，揉中脘，分推胸八道，揉足三里，揉丰隆，揉风门，分推肩胛，揉肺俞。

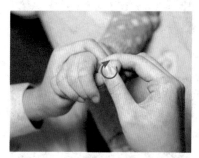

补脾经

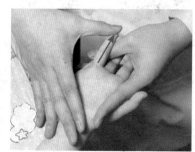

清肺经

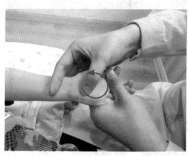

运内八卦

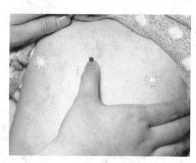

揉膻中

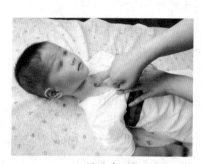

揉天突

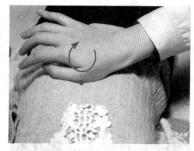

揉中脘

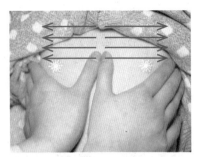

分推胸八道

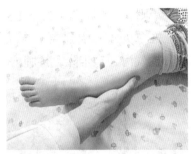

揉足三里

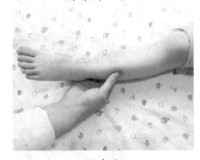

揉丰隆

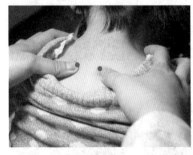

揉风门

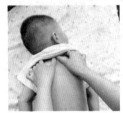

分推肩胛

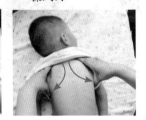

揉肺俞

2）气虚咳嗽。

症候：咳短无力，痰白质稀，面色㿠白，气短懒言，畏寒。舌淡嫩。

气虚咳嗽

治则：补肺益气，化痰止咳。

推拿处方：补肺经，补肾经，补脾经，运内八卦，揉膻中，揉气海，揉丰隆，揉肺俞，分推肩胛。

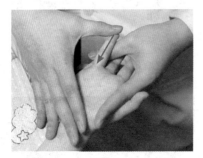
补肺经

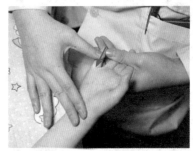
补肾经

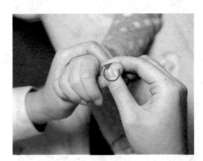
补脾经

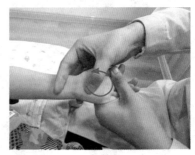
运内八卦

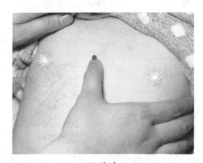
揉膻中

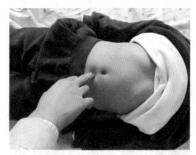
揉气海

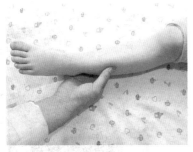
揉丰隆

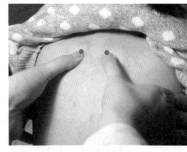
揉肺俞

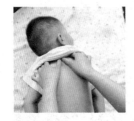
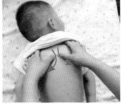
分推肩胛
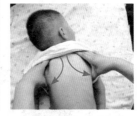

3）阴虚咳嗽。

症候：干咳无痰或少痰黏稠，口渴咽干，喉痒声嘶，手足心热，潮热盗汗。舌红少苔或无苔，指纹紫。

阴虚咳嗽

治则：滋阴止咳。

推拿处方：清肺经，补肾经，揉上马，运内八卦，揉掌小横纹，清天河水，揉膻中，分推胸八道，揉肺俞，揉肾俞，揉涌泉。

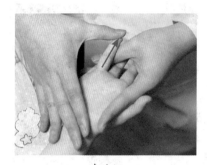

清肺经

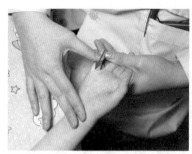

补肾经

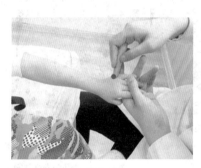

揉上马

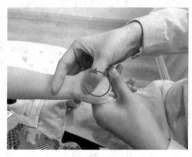

运内八卦

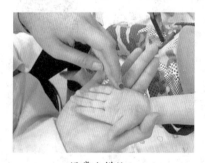

揉掌小横纹

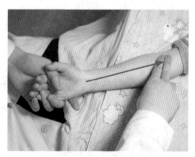

清天河水

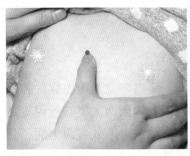

揉膻中

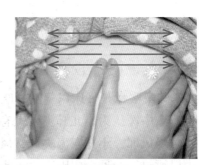

分推胸八道

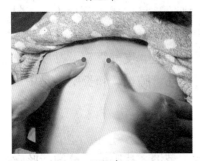

揉肺俞

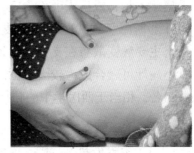

揉肾俞

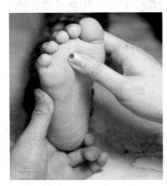

揉涌泉

4. 预防调护

（1）"防咳先防感"，平时要加强锻炼，增强宝宝抵抗力。

（2）保持室内空气清新，开窗换气。

（3）咳嗽期间饮食宜清淡，忌辛辣、油腻及过甜、过硬食物。

（4）婴幼儿尽量不要改变原有喂养方式，咳嗽时应停止哺喂或进食，以防食物呛入气管。

（5）咳嗽痰多者，父母多帮宝宝拍背，以助排痰。

四、肺炎喘嗽（肺炎）

1. 疾病定义

肺炎喘嗽是临床以气喘、咳嗽、痰鸣、发热为主症的肺系疾病。中医认为小儿肺炎喘嗽有外因和内因两大类。外因责之于感受风邪，小儿寒温失调，风邪夹热或夹寒外袭而为病，其中以风热为多见。内因责之于小儿肺气虚弱，卫外不固，如先天禀赋不足，或后天喂养失宜，则致正气虚弱，腠理不密，易为外邪所感。现代医学认为支气管肺炎大都由肺炎链球菌所致，主要病变散布在支气管附近的肺泡、支气管壁及黏膜，有时小病灶可融合成为较大范围的支气管肺炎。肺炎喘嗽是中医的病名，相当于西医学中的肺炎。

2. 诊断要点

（1）突发发热、气喘、咳嗽、鼻煽、痰鸣或反复间断咳嗽时间长，突然加重者，严重时可出现喘促不宁、烦躁不安、面色发绀、高热持续不退等。

（2）新生儿可出现不乳、口吐白沫、精神萎靡症状，而上述临床表现不典型。

（3）血液常规检查：细菌引起者，白细胞计数、中性粒细胞计数增高；病毒感染者，白细胞总数减少或稍增或正常。

（4）肺部听诊：可闻及哮鸣音或干湿性啰音；胸片显示：肺纹理增多紊乱，或见小片状、斑点状模糊影。

3. 辨证论治

（1）风寒闭肺。

症候：恶寒发热，无汗不渴，咳嗽气急，痰稀色白。舌淡红，苔薄白。

治则：辛温开肺，化痰止咳。

推拿处方：开天门，推坎宫，揉太阳，揉耳后高骨，清肺平肝，运内八卦，揉外劳宫，揉一窝风，推三关，分推胸八道，揉膻中，拿风池。

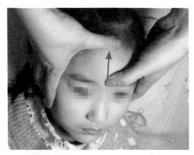

开天门

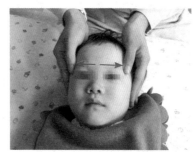

推坎宫

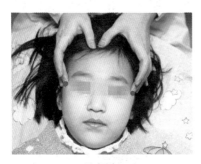

揉太阳

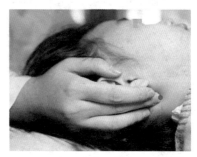

揉耳后高骨

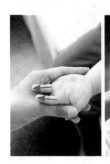

清肺平肝

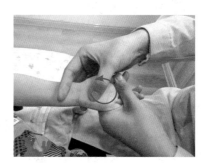

运内八卦

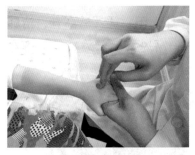

揉外劳宫

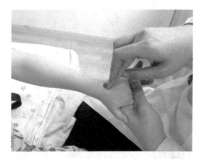

揉一窝风

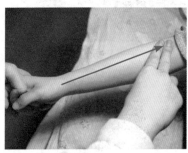

推三关

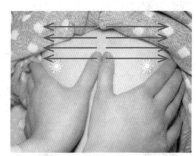

分推胸八道

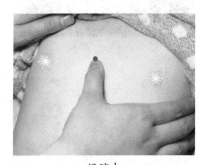

揉膻中

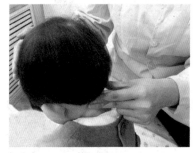

拿风池

（2）风热闭肺。

症候：发热恶风，微有汗出，口渴欲饮，咳嗽，痰稠色黄，呼吸急促，咽红。舌尖红，苔薄黄。

治则：辛凉宣肺，清热化痰。

推拿处方：开天门，推坎宫，揉太阳，揉耳后高骨，清肺平肝，运内八卦，揉内劳宫，清天河水，分推胸八道，揉膻中，拿风池。

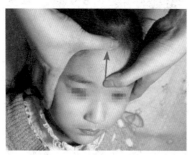

开天门

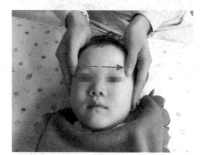

推坎宫

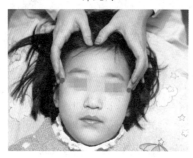

揉太阳

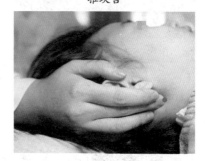

揉耳后高骨

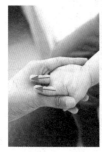

清肺平肝

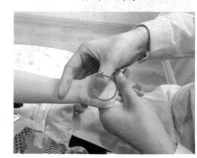

运内八卦

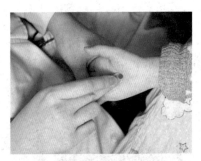

揉内劳宫

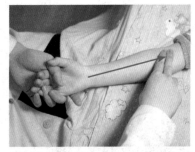

清天河水

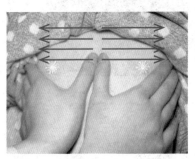

分推胸八道

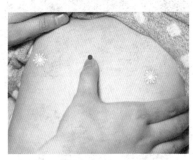

揉膻中

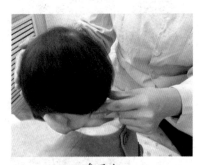

拿风池

（3）痰浊闭肺。

症候：咳嗽气喘，喉间痰鸣，咯吐痰涎，胸闷气促，食欲不振。舌淡苔白腻。

治则：温肺平喘，涤痰开闭。

推拿处方：清肺平肝，运内八卦，补脾经，分推胸八道，揉膻中，揉天突，揉丰隆，揉风门，揉肺俞。

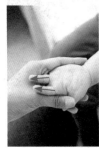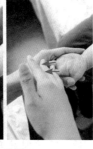

清肺平肝

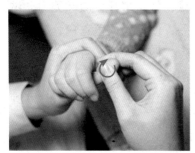

运内八卦

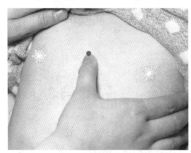

补脾经

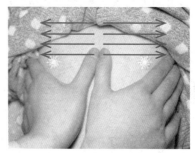

分推胸八道

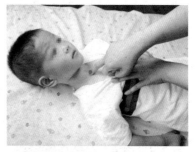

揉膻中

揉天突

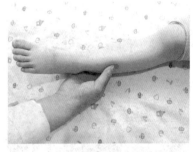

揉丰隆

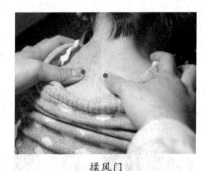

揉风门

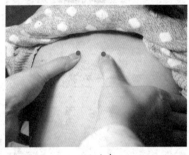

揉肺俞

（4）肺脾气虚。

症候：病程迁延，低热起伏，气短多汗，咳嗽无力，纳差，便溏，面色苍白，神疲乏力，四肢欠温。舌质偏淡，苔薄白。

治则：健脾益气，肃肺化痰。

推拿处方：补肺经，补脾经，补肾经，运内八卦，分推胸八道，揉膻中，揉丰隆，揉风门，揉肺俞。

温馨提示：对于一般轻症及肺炎恢复期，推拿治疗疗效确切，但对于肺炎重症一定要中西医结合治疗，此时推拿只能作为辅助治疗方法。

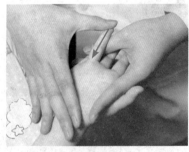

补肺经

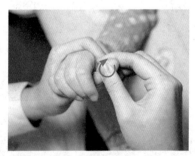

补脾经

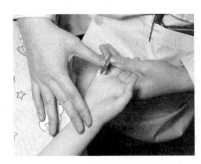

补肾经

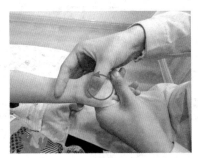

运内八卦

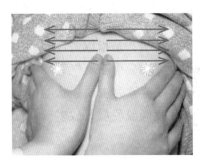

分推胸八道

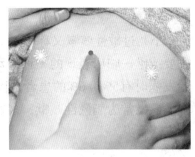

揉膻中

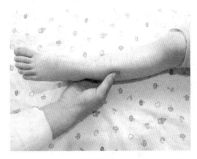

揉丰隆

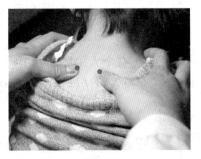

揉风门

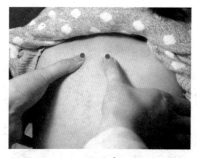
揉肺俞

4. 预防调护

（1）推拿治疗主要起辅助作用，对轻症患儿有一定疗效，严重者须到医院就诊，以免延误病情。

（2）日常参照感冒、咳嗽护理。

五、小儿过敏性咳嗽（咳嗽变异性哮喘）

1. 疾病定义

小儿过敏性咳嗽又称咳嗽变异性哮喘，是指以慢性咳嗽为主要或唯一临床表现的一种特殊类型哮喘。由于支气管哮喘开始发病时有5%～6%的患者是以持续性咳嗽为主要症状的，而本病咳嗽常为刺激性咳嗽，多发生在夜间或凌晨，故多被误诊为支气管炎。

2. 诊断要点

（1）咳嗽迁延或反复持续一个月以上，以晨起及夜间为主。

（2）无感染征象，抗生素治疗无效，使用气管扩张剂可缓解。

（3）有个人（婴幼儿湿疹、食物或药物过敏等）或家族过敏史（父母有过敏性鼻炎、荨麻疹等）。

3. 辨证论治

（1）发作期。

1）寒咳。

症候：干咳或咳痰清稀，量少色白，胸膈满闷，面色㿠白，背冷，口不渴或渴喜热饮。舌淡，苔白。

治则：宣肺化痰，散寒止咳。

推拿处方：补脾经，清肺经，补肾经，揉掌小横纹，推小横纹，揉一窝风，运内八卦，揉天突，擦膻中至局部透热，擦风门、肺俞至局部透热。

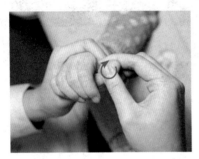

补脾经

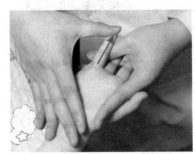

清肺经

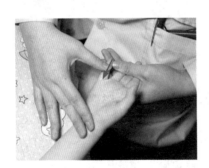

补肾经

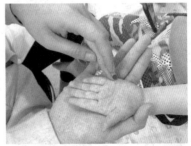

揉掌小横纹

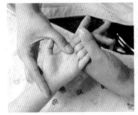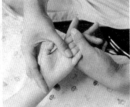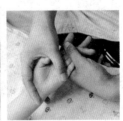

推小横纹

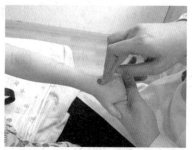

揉一窝风

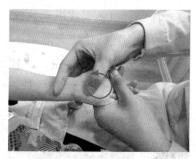

运内八卦

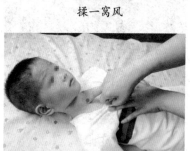

揉天突

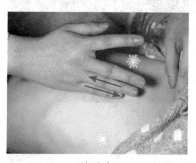

擦膻中

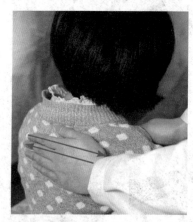

擦风门、肺俞

2）热咳。

症候：干咳或咳痰量少，痰色黄而黏稠，不易咳出，烦躁，胸闷，大便干燥。舌红，苔黄腻。

治则：滋阴清热，化痰止咳。

推拿处方：清脾经，补脾经，清肺平肝，泻大肠经，推小横纹，运内八卦，揉掌小横纹，揉上马，揉膊阳池，清天河水，退六腑，揉天突。

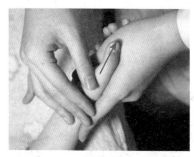

清脾经

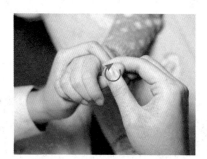

补脾经

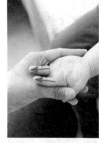

清肺平肝

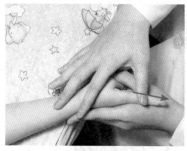

泻大肠经

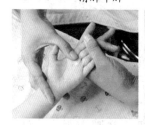

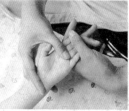

推小横纹

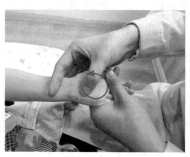

运内八卦

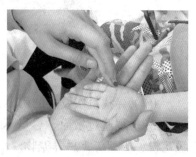

揉掌小横纹

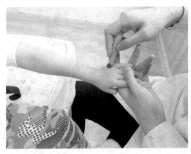

揉上马

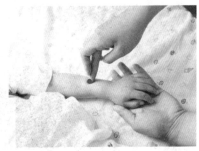

揉膊阳池

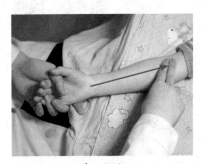

清天河水

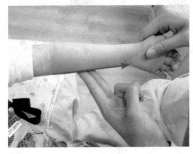

退六腑

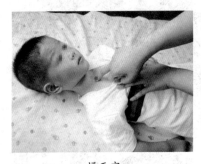

揉天突

（2）缓解期。

症候：患儿没有明显的喘促症状，而是处于相对平稳状态。

治则：健脾益肺，滋阴补肾。

推拿处方：根据患儿后期具体身体情况而选择穴位。

4. 预防调护

（1）寻找每次发病的诱因，同时规避这些不良因素。

（2）规避过敏原，尽量不吃可能引起过敏的食物，避免接触花粉、柳絮等，忌养宠物。

（3）保持居住环境清洁，空气流通。

（4）防寒保暖，适当运动，提高机体免疫力。

（5）饮食清淡，少食冷饮。

第二节　脾胃系统疾病

一、流涎（滞颐）

1. 疾病定义

流涎又称"滞颐"，是指小儿涎液过多，常使口涎不自觉地从口角流出，俗称"流口水"。本病以三岁以内的小儿最常见，常可反映口腔和体内的病变，长期流涎可致口周潮红、糜烂，影响饮食。

2. 诊断要点

引起本病的原因主要是脾胃积热或脾胃虚寒。脾之液为涎，廉泉乃津液之道路。若小儿脾胃湿热，致廉泉不能制约，则涎液自流而稠黏，甚则口角赤烂；或因小儿脾胃虚寒，不能收摄其津液，以致口角流涎清稀、大便溏薄、面白唇淡。

3. 辨证论治

（1）脾胃实热。

脾胃实热

症候：流涎黏稠，口气臭秽，食欲不振，腹胀，大便秘结，小便黄赤。舌红，苔黄腻，指纹色紫。

治则：清脾胃热。

推拿处方：清脾经，清胃经，清大肠经，清天河水，掐揉四横纹，揉掌小横纹，揉总筋，揉廉泉。

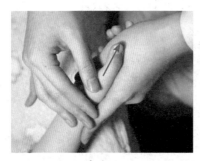

清脾经

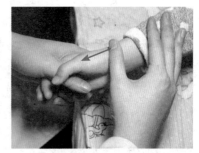

清胃经

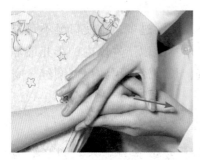

清大肠经

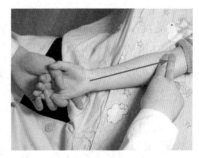

清天河水

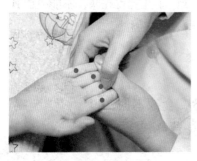

掐揉四横纹

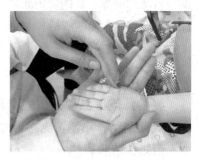

揉掌小横纹

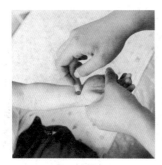

揉总筋

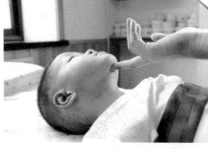

揉廉泉

（2）脾气虚弱。

脾气虚弱

症候：流涎清稀，口淡无味，面色萎黄，肌肉消瘦，懒言乏力，饮食减少，大便稀薄。舌质淡红，苔薄白，指纹淡红。

治则：健脾益气，固摄升提。

推拿处方：补脾经，补肺经，补肾经，运内八卦，推三关，摩腹（补法），揉足三里，揉百会，捏脊。每日1次，7次为一疗程。

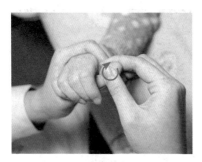

补脾经

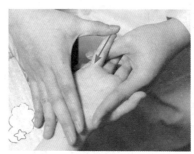

补肺经

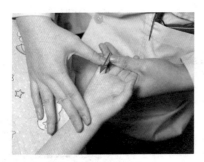

补肾经

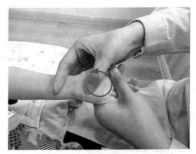

运内八卦

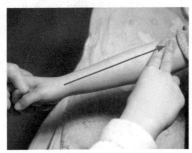

推三关

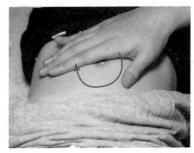

摩腹

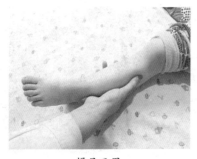

揉足三里

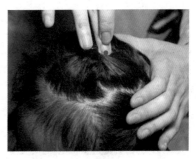

揉百会

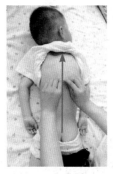

捏脊

4. 预防调护

（1）宝宝口水流得较多时，口周皮肤会发红，甚至出现小红丘疹，妈妈要注意护理，每天至少用清水清洗两遍，必要时擦涂适量婴儿护肤膏，保持宝宝脸部、颈部干爽，预防湿疹的发生。

（2）不要用粗糙的手帕或含香精的湿巾擦拭宝宝脸部，避免刺激皮肤甚至损伤皮肤。

（3）选用柔软、略厚、吸水性较强的小围嘴挂在宝宝胸前，防止口水将颈前及胸上部衣服弄湿。

（4）宝宝在乳牙萌出期齿龈发痒、胀痛，口水增多，可给宝宝使用软硬适度的口咬胶，6个月以上的宝宝可以啃点磨牙饼干，这些都可以减轻萌牙时期的牙龈不适感，同时可刺激乳牙尽快萌出，减少流口水。

（5）若皮肤出现丘疹或糜烂，及时去医院就诊。在皮肤发炎期间，注意保持皮肤干净、清爽，并依症状治疗。若局部需涂抹抗生素或止痒膏，最好在宝宝入睡后使用，以免宝宝不慎食入，影响健康。

二、呕吐

1. 疾病定义

呕吐是指以乳食由胃从口中吐出为主要症状的一种上消化道疾病。多见于婴幼儿，可单独出现，也可为多种疾病的伴发症状。严重的呕吐常使体液丧失过多，出现气阴亏损、电解质紊乱等。长期反复呕出，可导致脾胃虚弱、气血不足、营养不良等后果。

2. 诊断要点

（1）食物由胃中上涌，经口而出。

（2）有嗳腐口臭、恶心纳呆、胃脘胀闷等病症。

（3）有饮食不节或饮食不洁、情志不畅等病史。

（4）重症呕吐者，有阴伤液竭之症。

3. 辨证论治

（1）乳食积滞。

症候：呕吐物多为酸臭乳块或不消化食物，不思乳食，口气臭秽，脘腹胀满，吐后觉舒，大便秘结或泻下酸臭。舌质红，苔厚腻，脉滑数有力，指纹紫滞。

乳食积滞

治则：消食导滞，降逆止呕。

推拿处方：清胃经，清补脾经，揉板门，运内八卦，揉脾俞，揉胃俞，分腹阴阳，揉足三里。

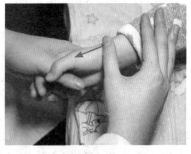

清胃经

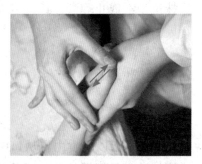

清补脾经

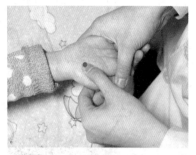

揉板门

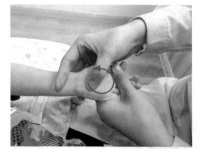

运内八卦

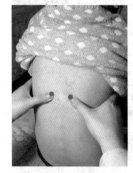

揉脾俞

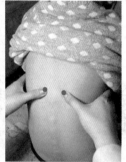

揉胃俞

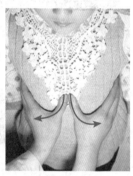

分腹阴阳

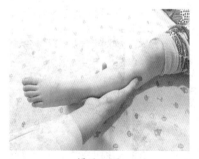

揉足三里

（2）胃热气逆。

症候：食入即吐，呕吐频繁，呕哕声洪，吐物酸臭，口渴多饮，面赤唇红，烦躁少寐。舌红苔黄，脉滑数，指纹紫滞。

胃热气逆

治则：清胃泻火，降逆止呕。

推拿处方：清胃经，清脾经，揉板门，运内八卦，揉涌泉，揉脾俞，揉胃俞，清天河水。

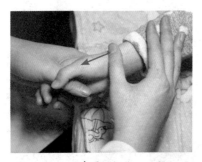

清胃经

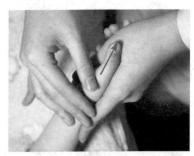

清脾经

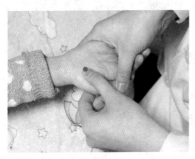

揉板门

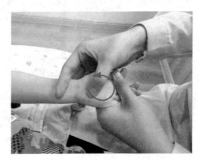

运内八卦

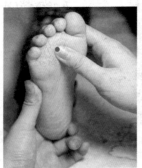

揉涌泉

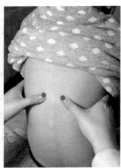

揉脾俞

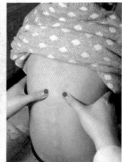

揉胃俞

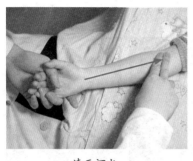

清天河水

（3）脾胃虚寒。

症候：食后良久方吐，或朝食暮吐，暮食朝吐，呕吐物多为

脾胃虚寒

清稀水或不消化乳食残渣，伴面色苍白、精神疲倦、四肢欠温、食少不化、腹痛便溏。舌淡苔白，脉迟缓无力，指纹淡。

治则：温中散寒，降逆止呕。

推拿处方：补脾经，推三关，揉板门，运内八卦，下推天柱骨，揉脾俞，揉胃俞。

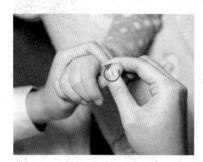

补脾经

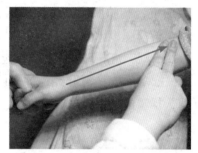

推三关

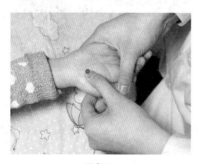

揉板门

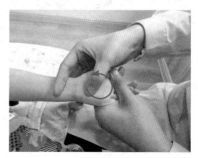

运内八卦

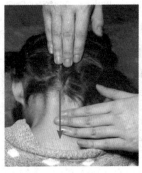

下推天柱骨

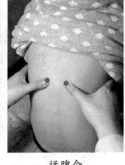

揉脾俞

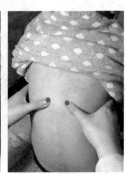

揉胃俞

（4）肝气犯胃。

症候：呕吐酸苦，或嗳气频频，每因情志刺激加重，胸胁胀痛，精神郁闷，易怒易哭。舌边红，苔薄腻，脉弦，指纹紫。

肝气犯胃

治则：疏肝理气，和胃止呕。

推拿处方：清肝经，揉板门，运内八卦，清胃经，搓摩胁肋，揉脾俞，揉胃俞。

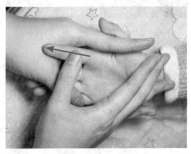

清肝经

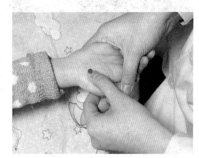

揉板门

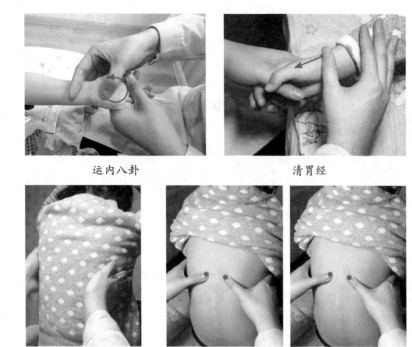

运内八卦　　　　　　　　　　清胃经

搓摩胁肋　　　　揉脾俞　　　　揉胃俞

4. 预防调护

（1）宝宝呕吐严重时，呕吐物可能从鼻腔喷出，父母应立即将鼻腔中的异物清除，保持呼吸道畅通。若呕吐发生时宝宝直立或卧床，可以先让他的身体向前倾或维持侧卧的姿势，让呕吐物易于流出，不致让宝宝吸入，以免造成窒息或吸入性肺炎。

（2）呕吐后要用温开水漱口，清洁口腔，去除臭味。婴儿可多喂水，清洁口腔。

（3）勤喂水，少量多饮，保证水分供应充足，以防失水过多，发生脱水。水温应冬季偏热，夏季偏凉，因温水易引起呕吐。

（4）注意饮食，不宜吃得太多，尽量少食多餐。忌吃油腻酸辣食品，以免刺激胃肠。呕吐频繁者应先禁食4~6小时，包括开水、牛奶等。吐后应先进流食、半流食（如大米粥或面条），逐渐过渡到普通饮食。

（5）注意观察呕吐情况，呕吐与饮食及咳嗽的关系、呕吐次数、吐出的内容物等。

（6）尽量卧床休息，不要经常变动体位，否则容易引起再次呕吐。

三、泄泻

1. 疾病定义

泄泻是以大便次数增多，便质稀薄甚至如水样为特征的一种消化系统疾病。泄泻为小儿常见病之一，尤以2周岁以内的婴幼儿更为多见。本病一年四季均可发生，但以夏、秋之季居多。

小儿先天"脾常不足"，无论内伤乳食或感受外邪均可影响脾胃的运化功能而发生泄泻。泄泻之症最易耗气伤阴，发病之后如不及时治疗，日久不愈，可导致营养不良，发育障碍，甚至造成气虚液脱的危症。

2. 诊断要点

（1）有饮食不节、不洁或感受风寒、时邪等病史。

（2）大便次数增多，每天3次或3次以上，或较该患儿平时明显增多，粪质多不成形或成水样，可伴有恶心、呕吐、腹痛、发热等症。

（3）大便镜检可见脂肪球或白细胞、红细胞等。

（4）大便病原学检查可有轮状病毒等病毒或致病性大肠杆菌的细菌培养呈阳性。

（5）严重泄泻见小便短少、体温升高、神疲、皮肤干瘪、囟门凹陷、目珠下陷、啼哭无泪、口唇樱红、呼吸深长等，提示气阴将竭。

3. 辨证论治

（1）风寒泻。

症候：便质色淡，臭味不大，常有泡沫，或有腥臭味，腹痛肠鸣，伴鼻塞流涕、恶寒身热。舌质淡苔薄，脉浮紧，指纹淡红。

风寒泻

治则：祛风散寒，止泻。

推拿处方：补脾经，补大肠经，揉一窝风，推三关，逆摩腹，揉天枢，推上七节骨，揉龟尾，擦八髎至透热为度。

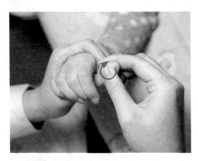

补脾经

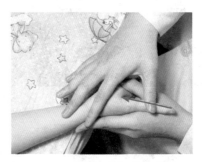

补大肠经

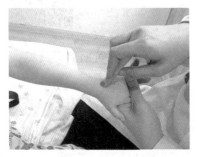

揉一窝风

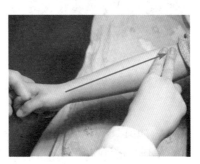

推三关

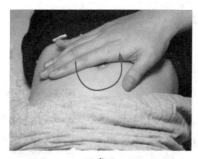

逆摩腹

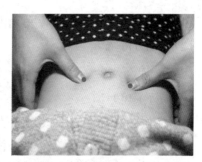

揉天枢

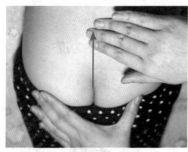

推上七节骨

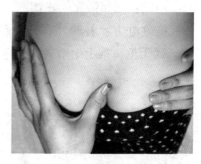

揉龟尾

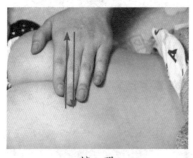

擦八髎

（2）湿热泻。

症候：泻下稀薄，水分较多，或如水注，泻下急迫，次数较多，便色深黄而臭，或见少许黏液，食欲不振，腹部时有疼痛，伴呕吐，乏力，口渴发热。舌质红，苔黄腻，脉滑数，指纹紫。

湿热泻

治则：清热化湿，止泻。

推拿处方：清脾经，清大肠经，运内八卦，清小肠经，清板门，清天河水，顺摩腹，揉天枢，推下七节骨，揉龟尾。

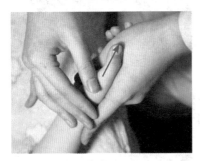

清脾经

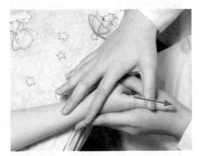

清大肠经

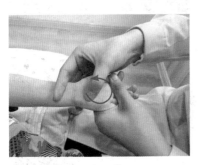

运内八卦

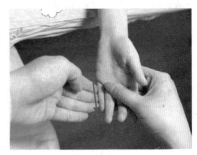

清小肠经

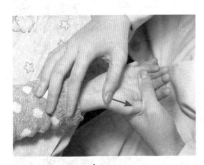

清板门

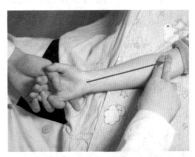

清天河水

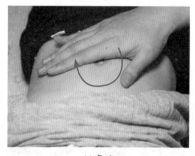

顺摩腹

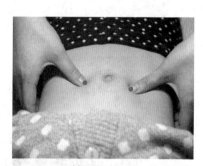

揉天枢

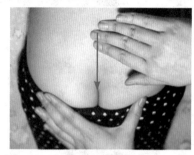

推下七节骨

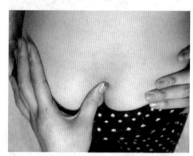

揉龟尾

（3）伤食泻。

伤食泻

症候：大便稀薄，夹有乳块或不消化食物，气味酸臭，或臭如败卵，腹胀腹痛，口臭纳呆，泻前腹痛，泻后痛减，多伴恶心呕吐，食欲不振。苔黄腻，脉滑实。

治则：消食化积，止泻。

推拿处方：清补脾经，清胃经，清大肠经，揉板门，运内八卦，掐揉四横纹，清天河水，揉中脘，顺摩腹，揉天枢，推下七节骨，揉龟尾，揉足三里。

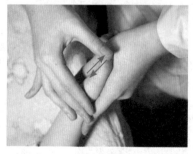

清补脾经

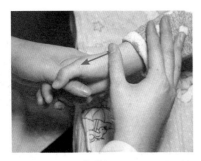

清胃经

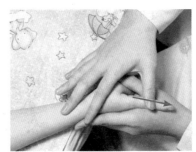

清大肠经

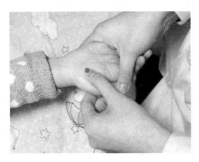

揉板门

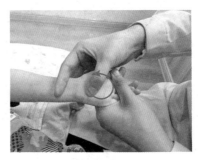

运内八卦

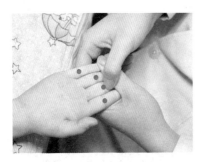

掐揉四横纹

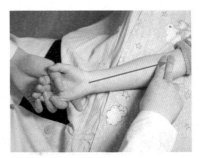

清天河水

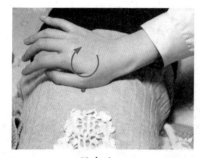

揉中脘

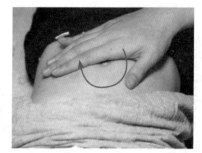

顺摩腹

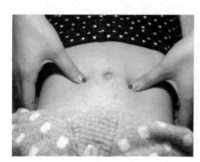

揉天枢

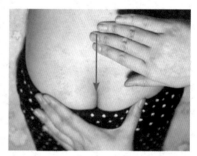

推下七节骨

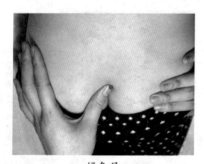

揉龟尾

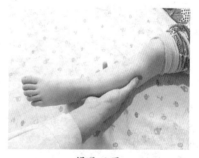

揉足三里

（4）脾虚泻。

症候：腹泻日久，或反复发作，大便稀薄，或如水样，常有奶瓣或不消化食物残渣，或食入即便，色淡不臭，形体消瘦，面色少华。舌淡，苔薄腻。

脾虚泻

治则：健脾止泻。

推拿处方：补脾经，补大肠经，推三关，逆摩腹，揉天枢，推上七节骨，揉脾俞，捏脊，揉龟尾，擦八髎至透热为度。

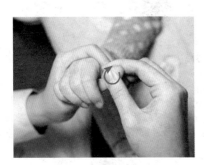
补脾经

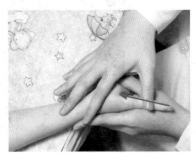
补大肠经

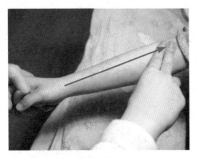
推三关

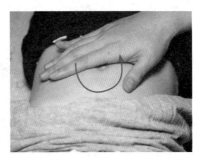
逆摩腹

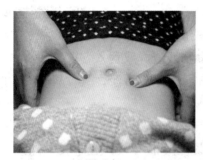

揉天枢

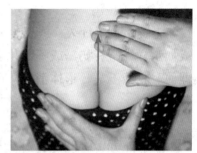

推上七节骨

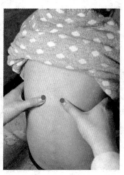

揉脾俞

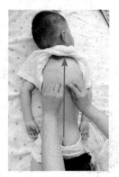

捏脊

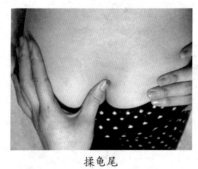

揉龟尾

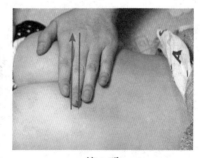

擦八髎

（5）脾肾阳虚泻。

症候：久泻不止，大便清稀，完谷不化，或常见脱肛，形寒肢冷，面色㿠白，睡时露睛。舌淡苔白，脉细弱，指纹色淡。

治则：健脾补肾，益阳止泻。

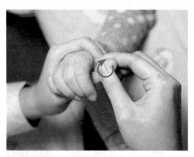

补脾经

推拿处方：补脾经，补肾经，补大肠经，揉上马，推三关，逆摩腹，揉肾俞，揉关元，揉脾俞，捏脊，推上七节骨，揉龟尾。

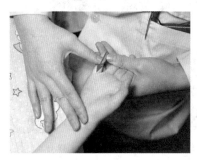

补肾经

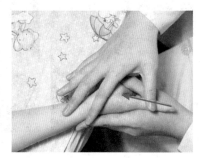

补大肠经

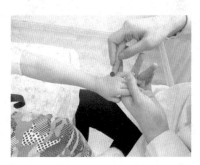

揉上马

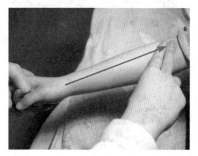

推三关

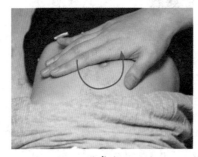

逆摩腹

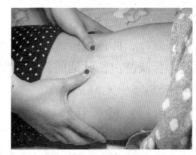

揉肾俞

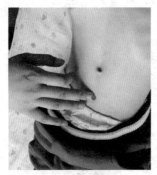

揉关元

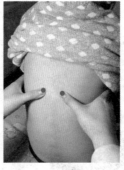

揉脾俞

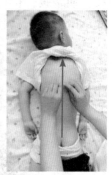

捏脊

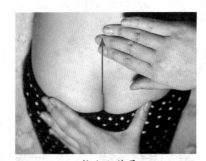

推上七节骨

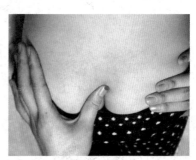

揉龟尾

4. 预防调护

（1）在腹泻期间，应适当控制饮食，减轻胃肠负担，不吃粗纤维蔬菜和难消化食物。伴严重呕吐者，禁食4~6小时，可饮用淡盐水和糖水或直接饮用补液盐。腹泻好转后进食，应由稀到稠，由少到多。

（2）要勤换尿布，保持臀部皮肤干燥，防止发生红臀。

（3）如小儿出现面色苍白、小便量极少或无尿、眼眶凹陷、呕吐频繁、饮食难进、精神萎靡等症时，宜抓紧时机，中西医结合进行治疗。

四、便秘

1. 疾病定义

便秘是指不能按时排便，或大便坚硬干燥，欲大便而排时不爽，艰涩难于排出的症状。便秘是一个症状，本身并非一种疾病，除先天性巨结肠以外，可单独出现，有时继发于其他疾病过程中。

单独出现的便秘，多为习惯性便秘，与体质、饮食习惯、生活不规律有关。突然改变生活环境，过食辛辣香燥，可发生一时性便秘。某些器质性疾病以便秘为主要临床症状出现。

2. 诊断要点

（1）排便间隔时间延长，3天以上一次，粪质干燥坚硬难解，可伴少腹胀急、胃纳减退，甚至脾气暴躁、哭闹不宁。

（2）腹部可触及条索状包块，于排便后消失。

3. 辨证论治

（1）实秘。

症候：大便干结，腹满痛，口干口臭，或嗳气频作，面红身热，小便黄少。舌红，苔黄，脉数。

实秘

治则：清热泻火。

推拿处方：清天河水，退六腑，揉膊阳池，清肺经，补肾经，清肝经，揉板门，揉上马，清大肠经。

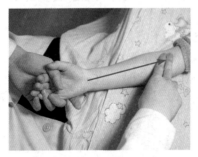

清天河水

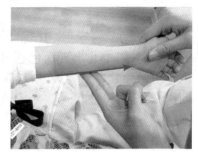

退六腑

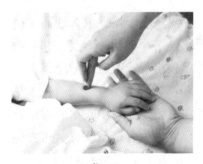

揉膊阳池

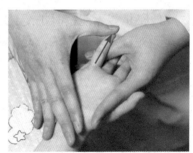

清肺经

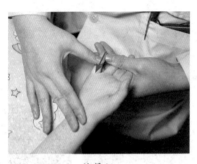

补肾经

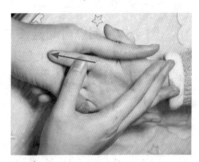

清肝经

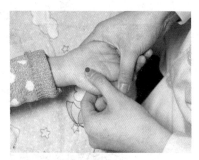

揉板门

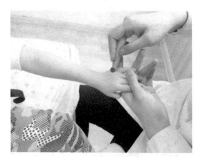

揉上马

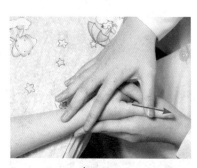

清大肠经

（2）虚秘。

症候：大便并不硬，但便秘不畅，伴有神疲乏力、面色苍白。唇淡，舌质淡，苔薄白。

虚秘

治则：益气健脾。

推拿处方：补脾经，揉内劳宫，推三关，补肾经，揉板门，运内八卦，揉上马，揉涌泉，捏脊。

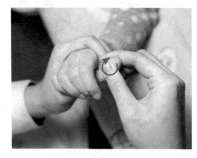

补脾经

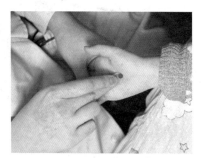

揉内劳宫

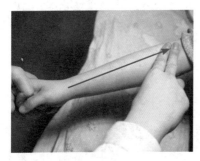

推三关

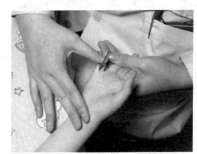

补肾经

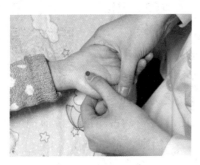

揉板门

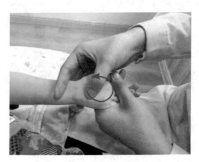

运内八卦

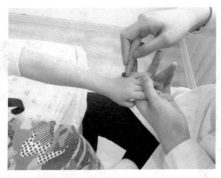

揉上马

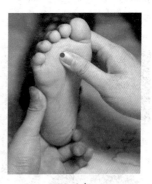

揉涌泉

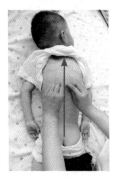

捏脊

4. 预防调护

（1）养成合理饮食习惯，调整饮食结构，适当摄取粗粮、新鲜水果和蔬菜，多饮水。

（2）帮助或训练患儿养成良好的排便习惯，不随意使用泻药或灌肠等方法。

（3）适当运动以增强肠蠕动。

（4）妈妈可在每天早餐后30分钟用手掌在孩子的脐部按顺时针方向轻轻推揉按摩15分钟左右，帮助肠道蠕动，促进肠胃对食物的消化，对改善宝宝便秘会起到良好的效果。

（5）便秘原则上不用泻药。但如大便数日未解，推拿后不能立即排便者，可先用开塞露或用导泻液灌肠治疗以缓解症状，然后再用推拿治疗。

五、厌食

1. 疾病定义

厌食是指小儿较长时间不欲饮食，甚至拒食的一种病症。临床以食欲不振为主要特征。本病多见于1～6岁小儿。城市儿童发病率较高，无明显季节性。患儿一般除厌食外，其他情况较好。若长期不愈，缺乏营养，则会影响小儿生长发育。

2. 诊断要点

（1）长期食欲不振、纳食量减少，甚至拒食。

（2）个别有恶心、脘腹满闷、呃逆、大便不调等症状，但精神尚好。

（3）排除其他引起食欲不振的疾病。

3. 辨证论治

（1）脾失健运。

症候：食欲不振，厌恶进食，食而无味，或伴胸脘痞闷、大便不调，偶尔多食后则脘腹胀满，形体偏瘦，精神尚可。舌淡红，苔薄白或薄腻，脉尚有力。

脾失健运

治则：和脾助运。

推拿处方：补脾经，清胃经，顺摩腹，清板门，运内八卦，掐揉四横纹，分腹阴阳，捏脊。

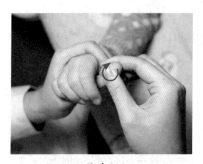

补脾经

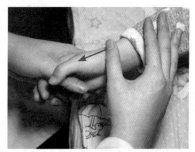

清胃经

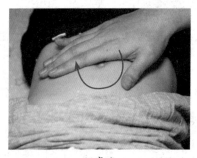

顺摩腹

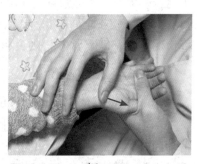

清板门

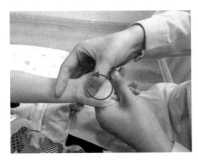

运内八卦

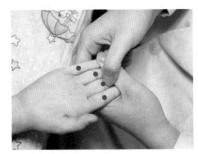

掐揉四横纹

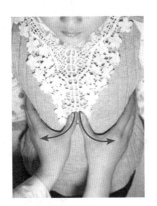

分腹阴阳

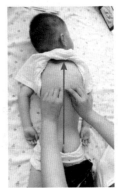

捏脊

（2）脾胃气虚。

症候：不思饮食，食而不化，大便偏稀夹不消化食物，面色少华，形体偏瘦，肢倦乏力。舌质淡，苔薄白，脉缓无力。

脾胃气虚

治则：调补脾胃。

推拿处方：补脾经，掐揉四横纹，运内八卦，推三关，顺摩腹，捏脊。

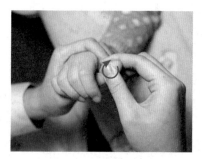

补脾经

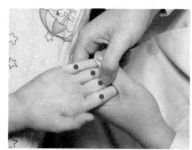

掐揉四横纹

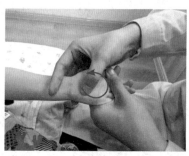

运内八卦

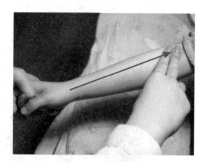

推三关

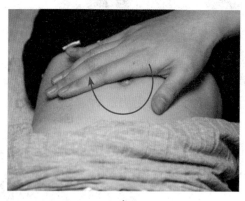

顺摩腹

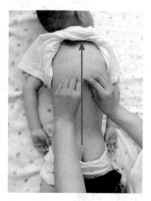

捏脊

（3）脾胃阴虚。

症候：厌食或拒食，口干多饮而不喜进食，甚则每食必饮，皮肤干燥，缺乏润泽，大便偏干，烦热不安，小便黄赤短少。舌苔光薄或光红少津，舌质红，脉细。

脾胃阴虚

治则：滋阴健脾和胃。

推拿处方：清胃经，补脾经，揉涌泉，捏脊，分腹阴阳，揉上马，运内八卦，推小横纹。

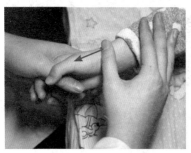

清胃经

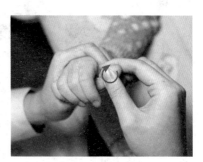

补脾经

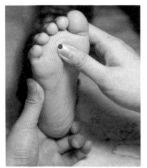

揉涌泉

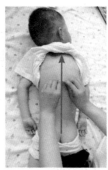

捏脊

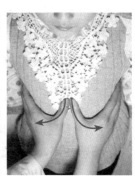

分腹阴阳

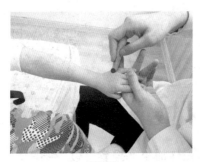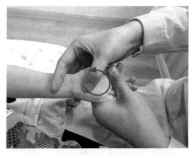

揉上马　　　　　　　　　　　运内八卦

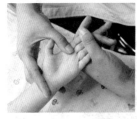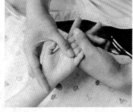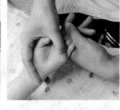

推小横纹

4. 预防调护

（1）养成良好饮食习惯，三餐前不宜吃零食、水果及大量饮水，以免影响正餐进食量。

（2）节制生冷，少食肥甘，荤素搭配。

（3）营造良好进食环境，增强小儿食欲，切勿在进食时训斥孩子。

（4）防止挑食，改进偏食，从孩子喜欢的饭菜着手，但适当节制，不强迫孩子吃不喜欢的饭菜，经常变换花样，使孩子有新鲜感，提高其食欲。

（5）适量运动，定时排便，合理的生活习惯可促进食欲。

六、肠套叠

1. 疾病定义

肠套叠是指一段肠管套入与其相连的肠腔内，并导致肠内容物通过障碍的疾病。多见于1岁以内婴幼儿，男多于女。

2. 诊断要点

（1）阵发性腹痛，腹痛突然发生，疼痛剧烈，患儿哭闹烦躁，严重者伴面色苍白、出冷汗。

（2）呕吐，因肠系膜被牵拉而产生反射性呕吐，呕吐物为胃内容物。

（3）血便，多为暗红色果酱样便，或深红色血水，或仅有少许血丝。

（4）腹内肿块，肿块多沿结肠区分布，表面光滑、可活动，形状为腊肠或香蕉状，无压痛。

3. 辨证论治

阵发性腹痛。突然哭闹不止，面容痛苦，面色苍白，翻滚冒汗，或伴呕吐，呕吐物为胃内容物，甚则呕吐胆汁。初起可有1～2次正常大便，继而出现黏液血便。右上腹可扪及腊肠样包块，右下腹有空虚感。

治则：通腑理气，温中健脾，调理肠功能。

推拿处方：偏热者揉外劳宫，清大肠经，顺摩腹；偏寒者揉外劳宫，清补脾经，调大肠经，顺摩腹。

防护：合理喂养，少食生冷，预防腹泻、痢疾等肠道疾病发生；婴儿少吃糖；早发现，早治疗，预后好。并要密切观察病情变化，若出现完全梗阻时，应采用手术治疗。

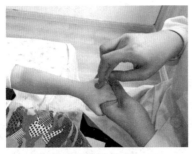

揉外劳宫

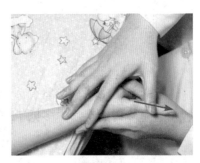

清大肠经

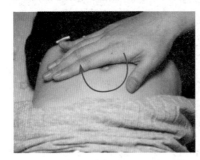

顺摩腹

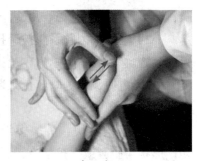

清补脾经

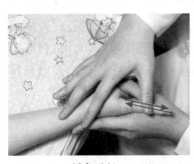

调大肠经

4. 预防调护

（1）婴幼儿回盲部系膜常不固定，系膜松弛、过长等致使回盲部游动过大而易引起肠套叠。

（2）勿突然改变孩子饮食习惯，要逐渐给孩子添加辅食，慢慢适应，以防肠管蠕动异常。

（3）注意防寒保暖，预防因气候变化引起胃肠功能紊乱。

（4）注意饮食卫生，避免病从口入，发生肠道感染。

第三节 五官科疾病

一、鼻炎

1. 疾病定义

鼻炎是指以鼻塞、流涕、嗅觉下降或伴有头痛、头晕、食欲不振、易疲倦、记忆力减退及失眠等症状的疾病，可分为急性鼻炎及慢性鼻炎。中医称鼻鼽，急性多属中医"伤风""感冒"范畴，慢性则合于中医"鼻窒""鼻鼽"之病。

2. 诊断要点

（1）鼻塞：多表现为间歇性或交替性。间歇性指在白天、天热、劳动或运动时鼻塞减轻，而夜间、静坐或寒冷时鼻塞加重。交替性指侧卧时，居下侧之鼻腔阻塞，上侧鼻腔通气良好。

（2）多涕：常为黏液性或黏脓性，偶成脓性。脓性多于继发性感染后出现。

（3）嗅觉下降：鼻黏膜肿胀、鼻塞，气流不能进入嗅觉区域或嗅区黏膜受慢性炎症长期刺激，嗅觉功能减退或消失。

（4）头痛、头昏、食欲不振、易疲倦、记忆力减退及失眠等全身表现。鼻窦炎多自觉头沉闷胀，以头痛为主。

3. 辨证论治

（1）风寒袭肺。

症候：鼻塞，流清涕，打喷嚏，恶寒发热，无汗不渴。舌淡红，苔薄白。

风寒袭肺

治则：祛风散寒通窍。

推拿处方：开天门，推坎宫，揉太阳，揉耳后高骨，清肺经，运内八卦，揉外劳宫，揉一窝风，推三关，拿风池。

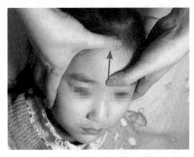

开天门

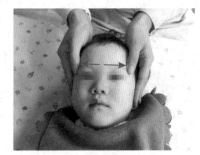

推坎宫

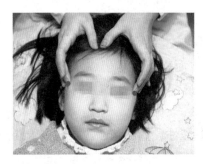

揉太阳

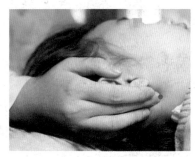

揉耳后高骨

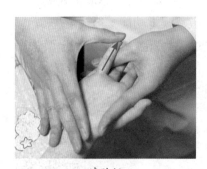

清肺经

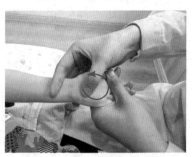

运内八卦

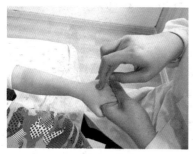

揉外劳宫

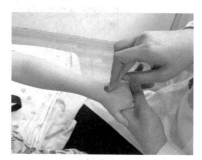

揉一窝风

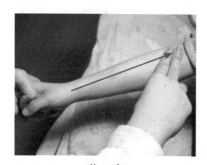

推三关

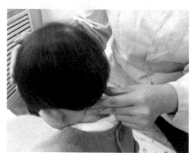

拿风池

（2）风热犯肺。

症候：鼻塞，流浊涕，打喷嚏，发热恶风，微有汗出，口渴欲饮，咽红。舌尖红，苔薄黄。

治则：疏风散热通窍。

风热犯肺

推拿处方：开天门，推坎宫，揉太阳，揉耳后高骨，清肺平肝，运内八卦，揉内劳宫，清天河水，拿风池。

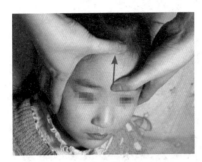

开天门

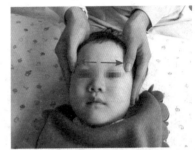

推坎宫

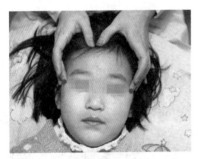

揉太阳

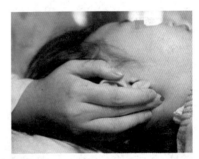

揉耳后高骨

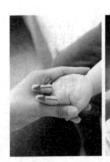

清肺平肝

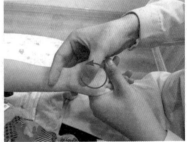

运内八卦

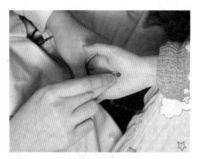

揉内劳宫

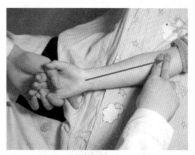

清天河水

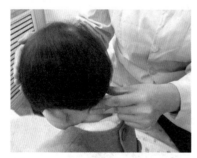

拿风池

（3）肺脾气虚。

症候：鼻塞，打喷嚏，病程迁延，低热起伏，气短多汗，

肺脾气虚

咳嗽无力，纳差，便溏，面色苍白，神疲乏力，四肢欠温。舌质偏淡，苔薄白。

治则：健脾益气通窍。

推拿处方：补肺经，补脾经，补肾经，运内八卦，掐揉二扇门，推三关，揉风门，揉肺俞。

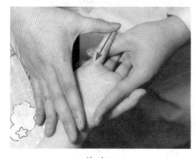

补肺经

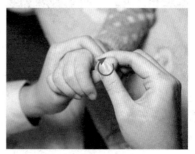

补脾经

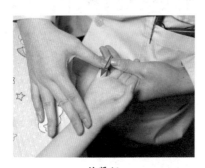

补肾经

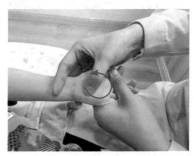

运内八卦

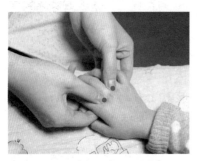

掐揉二扇门

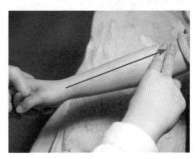

推三关

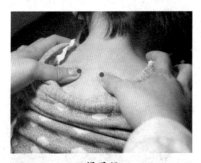

揉风门

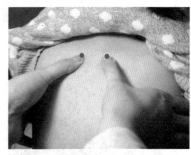

揉肺俞

4. 预防调护

（1）预防感冒，感冒往往引发鼻炎复发，如遇外感应及早治疗。

（2）鼻塞不可强擤鼻，以免引起鼻腔毛细血管破裂而发生鼻出血亦可防止带菌黏液逆入鼻咽部并发中耳炎。

（3）少食刺激性食物，辛辣、腌渍、烧烤等刺激性食物不宜多吃。

（4）平时鼻局部及额面部可热敷，使局部的血液循环改善以达到治疗的目的。

（5）不用或少用滴鼻剂等药物治疗，这些药物具有血管收缩作用，如麻黄素、萘甲唑啉，治标不治本，长期使用容易造成药物性鼻炎，形成顽疾。

（6）冷热交替不可剧烈，不要长时间待在过冷的空调房，进出空调房防止冷热交替剧烈引起感冒。

二、扁桃体炎（乳蛾）

1. 疾病定义

乳蛾是以咽部旁侧状如蚕蛾，红肿疼痛，发热或不发热，咳嗽或偶咳为主的疾病。中医因其形状似蚕蛾，故称其为"乳蛾"，是小儿常见病及多发病，有急、慢性之分。西医为急、慢性扁桃体炎或急性扁桃体化脓。本病一年四季均可发生，症状轻重不一，与年龄、病因和机体抵抗力不同有关。

2. 诊断要点

（1）急性乳蛾：起病急，咽部喉蛾红肿疼痛，或发烧不退，头痛，咳嗽有痰，大便秘结，小便赤涩，或伴有黄色渗出物，扁桃体化脓表面或隐窝有脓点。

（2）慢性乳蛾：起病缓慢，或迁延日久，咽部喉蛾肿大，其色暗红或紫红，或有微咳，无发热，夜睡微有烦躁，睡时发鼾声，或见便秘，小便色黄。

3. 辨证论治

（1）外感风热。

症候：起病急，发热，咽痛，扁桃体充血肿大，可伴头痛，恶风，微汗，口渴，大便秘结，小便色黄。舌红，苔薄黄。

治则：疏风清热，清热利咽。

推拿处方：开天门，推坎宫，揉太阳，拿风池，清天河水，退六腑，揉合谷，掐少商。

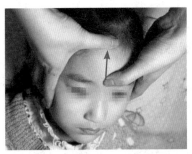

开天门

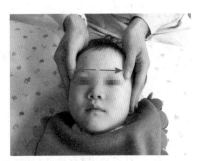

推坎宫

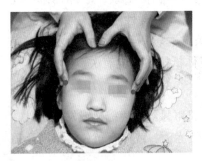

揉太阳

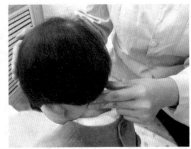

拿风池

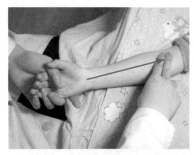

清天河水

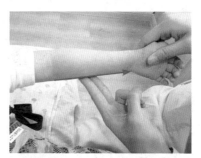

退六腑

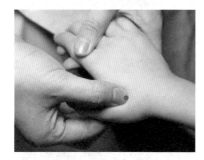

揉合谷

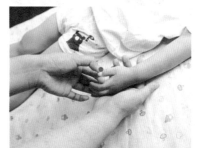

掐少商

（2）脾胃积热。

症候：发热不退，扁桃体肿大，吞咽困难，身热腹热，口中异味，大便干结，小便赤涩。舌红苔黄腻。

治则：清胃热，利咽解毒。

推拿处方：下推天柱骨，清胃经，清板门，清大肠经，清肺经，清肝经，清天河水，退六腑，挤捏大椎。

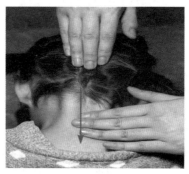

下推天柱骨

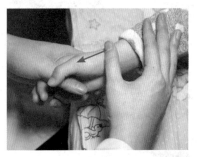

清胃经

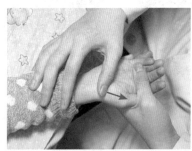

清板门

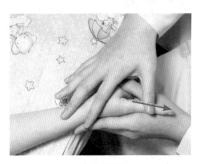

清大肠经

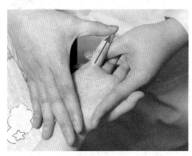

清肺经

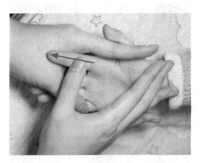

清肝经

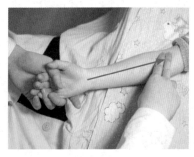

清天河水

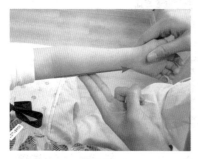

退六腑

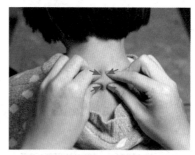

挤捏大椎

（3）肺肾阴虚。

症候：反复咽部不利，咽干口燥，清嗓频频，干咳少痰，伴盗汗、自汗，身体消瘦，心烦少寐，手足心热。口唇红赤，苔少或剥落苔。

治则：滋阴降火，利咽。

推拿处方：揉上马，揉涌泉，补肾经，分手阴阳，揉天突，揉合谷，掐少商，挤捏大椎。

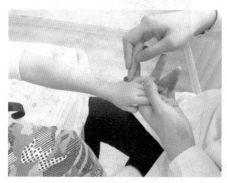

揉上马

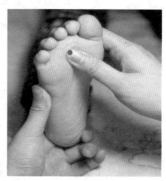

揉涌泉

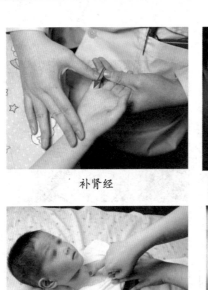

补肾经

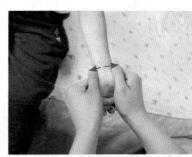

分手阴阳

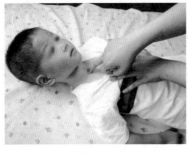

揉天突

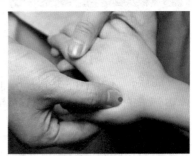

揉合谷

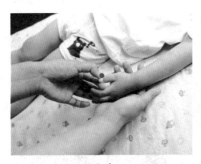

掐少商

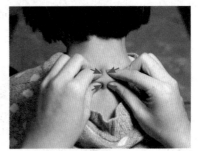

挤捏大椎

4. 预防调护

（1）慢性扁桃体炎的患儿应养成良好的生活习惯，保证睡眠时间充足，随天气变化及时增减衣服。

（2）患儿应养成不挑食、少食刺激性食物的良好习惯。

（3）注意保持口腔清洁，饭后漱口。

（4）不要带患儿到影院、商城等人员密集的场所，特别是在呼吸系统疾病流行之际。

（5）注意加强饮食营养，增强体质，提高机体抵抗力。

（6）当孩子体温过高时，要积极采取物理降温措施，以避免细菌在体内产生毒素。

三、疱疹性咽峡炎

1. 疾病定义

疱疹性咽峡炎是由肠道病毒引起的以急性高热和咽喉部疱疹溃疡为临床表现的一种疾病。其特点是突发高热、传染性强、传播快；以粪–口传播或呼吸道传播为主要传播途径；7、8、9月份为高发期。

2. 诊断要点

（1）骤发高热，体温多在38.5℃以上。

（2）咽喉疼痛，咽后壁可见灰白色疱疹，周围绕以红晕，随后水疱溃破为浅小溃疡，最终逐渐愈合。

（3）伴有头疼、厌食、呕吐和颈、腹及四肢疼痛。

3. 辨证论治

（1）风热乘脾。

症候：口疱初起，见疱疹、溃疡、流涎，伴发热、恶寒。咽红，舌尖红，舌苔薄白或薄黄，指纹浮紫。

治则：疏风清热，解毒安神。

推拿处方：开天门，推坎宫，揉太阳，拿风池，清补脾经，清胃经，揉内劳宫。

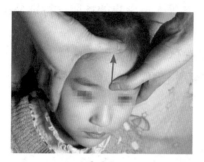

开天门

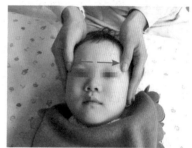

推坎宫

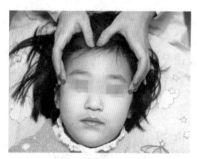

揉太阳

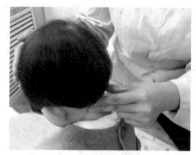

拿风池

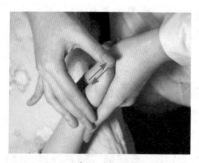

清补脾经

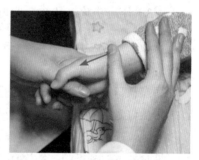

清胃经

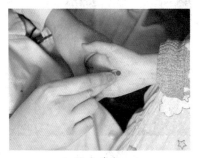

揉内劳宫

（2）脾胃积热。

症候：口腔溃疡较多，周围红赤，疼痛拒食，烦躁易哭闹，涎多，小便黄，大便干结，或发热面赤。舌质红，苔黄或黄腻，指纹紫滞。

治则：清热泻火，解毒通腑。

推拿处方：揉小天心，补肾经，清板门，运内八卦，掐揉四横纹，清肺平肝，泻大肠经，退六腑，揉膊阳池。

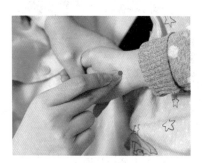

揉小天心

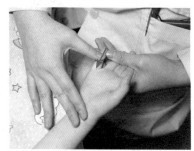

补肾经

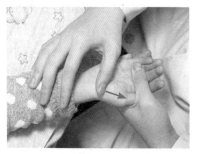

清板门

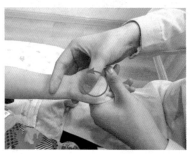

运内八卦

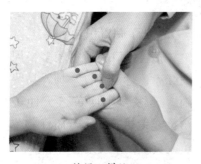

掐揉四横纹

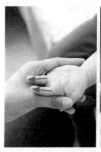

清肺平肝

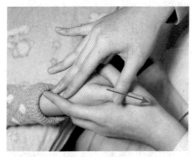

泻大肠经

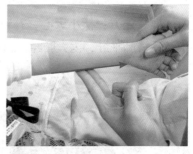

退六腑

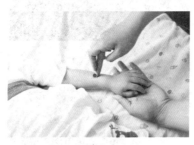

揉膊阳池

4.预防调护

（1）对于轻、中度发热，推拿配合物理降温；体温超过38.5℃，可配合针刺放血（耳尖或十宣）或背部刮痧；有高热惊厥史、体温高于38.5℃、精神欠佳者，需配合药物治疗。

（2）注意家庭卫生，环境通风。

（3）经常给宝宝洗手，清洗、消毒宝宝的玩具。

（4）多给宝宝吃富含维生素的青菜，忌食辛辣油腻。

（5）尽量少去人员密集的公共场所。

（6）勤检查宝宝身体状况。

四、腺样体肥大

1. 疾病定义

腺样体也叫咽扁桃体或增殖体，位于鼻咽部顶部与咽后壁处，属于淋巴组织，表面呈橘瓣样。腺样体会随着年龄的增长而逐渐变大，2~6岁时为增殖旺盛期，7岁以后逐渐萎缩。因为炎症的反复刺激，腺样体会发生病理性增生，从而引起鼻塞、张口呼吸、打鼾的症状，本病多见于儿童，常与扁桃体肥大合并存在。

2. 诊断要点

（1）耳部症状：腺样体肥大或咽鼓管口淋巴组织增生均可使咽鼓管咽口阻塞，引起该侧分泌性中耳炎，导致听力减退（传导性耳聋）和耳鸣，甚至化脓性中耳炎。

（2）鼻部症状：肥大的腺样体及黏性分泌物可堵塞后鼻孔，分泌物在鼻腔内不易流出，会并发鼻炎、鼻窦炎，或加重其炎症的症状。患儿常张口呼吸，说话时带闭塞性鼻音，睡眠时会出现打鼾。

（3）咽、喉及下呼吸道症状：分泌物向下移动并刺激呼吸道黏膜，常引起阵咳，易并发气管炎、低热，下颌角淋巴结可肿大。

（4）全身症状：主要为慢性中毒及反射性神经症状。鼻咽分泌物常被患儿咽入胃中，引起胃肠活动障碍，导致儿童厌食、呕吐、消化不良，继而营养不良。

（5）因长期张口呼吸，致使面骨发育障碍，上颌骨变长，硬腭高拱，牙齿不整齐，上切牙外露，唇厚，面部缺乏表情，有痴呆表现，形成"腺样体面容"。

3. 辨证论治

（1）肺胃实热。

症候：鼻塞，流黄涕，甚则张口呼吸，夜间打鼾，咳嗽，食欲旺，烦躁口渴，溲赤便秘，唇红咽红。舌红苔黄厚。

治则：清热化痰，消肿散结。

推拿处方：清肺经，清胃经，清大肠经，运内八卦，退六腑，清天河水，掐揉四横纹，揉足三里，揉丰隆，揉脾俞。

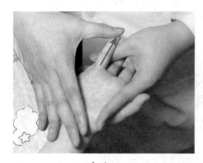

清肺经

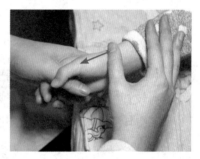

清胃经

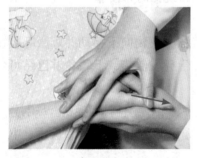

清大肠经

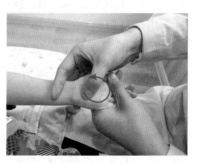

运内八卦

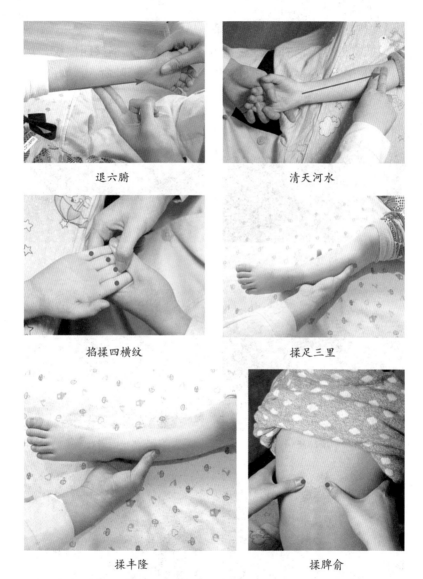

退六腑

清天河水

掐揉四横纹

揉足三里

揉丰隆

揉脾俞

（2）痰湿蕴结。

症候：鼻塞，流涕，甚则张口呼吸，夜间打鼾，咳嗽，痰多，食少纳呆，困倦乏力。舌质淡，苔白腻。

治则：健脾祛湿、化痰散结。

推拿处方：清补脾经，清肝经，清肺经，掐揉四横纹，运内八卦，揉掌小横纹，揉足三里，揉丰隆，揉肺俞，揉脾俞。

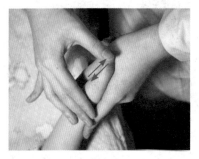

清补脾经

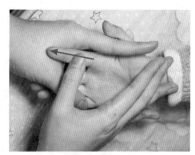

清肝经

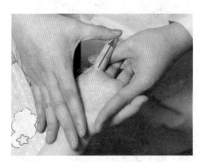

清肺经

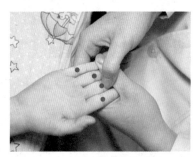

掐揉四横纹

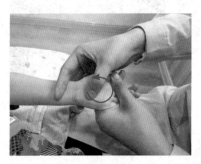

运内八卦

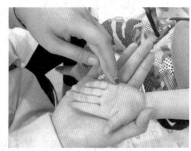

揉掌小横纹

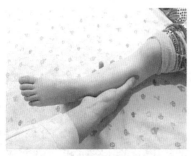

揉足三里

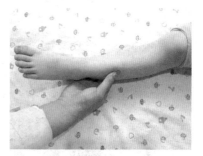

揉丰隆

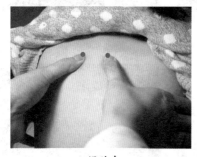

揉肺俞

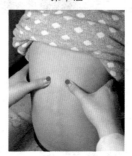

揉脾俞

（3）气阴两虚。

症候：鼻塞，打鼾，病程迁延，神疲乏力，手足心热，盗汗。舌质偏淡，苔花剥。

治则：益气养阴通窍。

推拿处方：补肺经，补脾经，补肾经，运内八卦，揉膻中，揉风门，揉肺俞，清天河水，揉外劳宫。

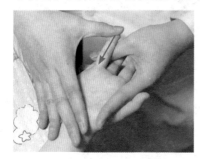

补肺经

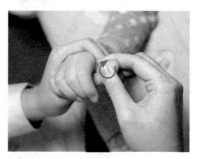

补脾经

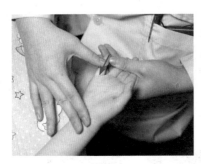

补肾经

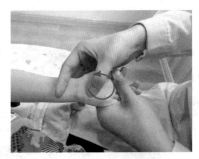

运内八卦

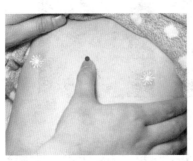

揉膻中

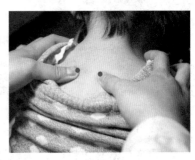

揉风门

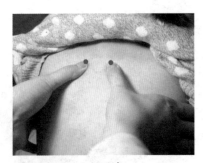

揉肺俞

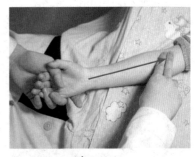

清天河水

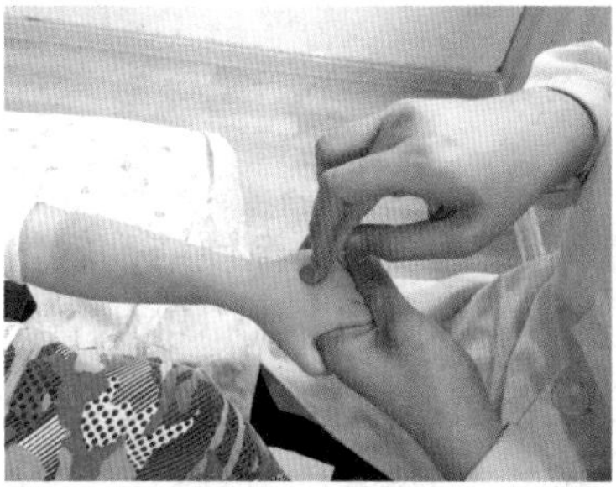

揉外劳宫

4. 预防调护

（1）控制孩子的饮食量，避免食积而化热。

（2）饮食结构合理，尽量减少辛辣、油腻食品及高热量食品的摄入，增强孩子的体质，提高其机体抵抗力。

（3）尽量避免长期感冒，如有流鼻涕、鼻塞、咳嗽、搓鼻子、揉眼睛、打喷嚏，伴有听力不好、明显打鼾等症状和行为，则应去医院诊断治疗。

（4）每晚睡前用海盐水给孩子洗鼻腔，把分泌物和病菌清洗出来。

五、睑腺炎

1. 疾病定义

睑腺炎，中医称“针眼”，是指睑板腺或睫毛毛囊周围的皮脂腺受葡萄球菌感染所引起的急性化脓性炎症。以局部红肿、疼痛，出现硬结及白色脓点为主要临床表现，是一种常见的眼表疾病。

2. 诊断要点

（1）眼睑局限性红肿、疼痛，触之可及硬结及压痛。

（2）睑板腺导管开口处充血、隆起，可伴有结膜水肿。

（3）数日后硬结变软，脓肿形成，脓点出现在睑结膜面。

（4）脓肿破溃后脓液排出，红肿消退，症状缓解。

（5）耳前或下颌淋巴结肿大和压痛。

（6）重者可有全身发热等症状。

3. 辨证论治

（1）实证。

睑缘局部充血肿胀，红肿热痛明显，继而逐渐硬结，软化后发展为白色脓疱，重者伴耳前及颌下淋巴结肿大，可伴全身发热、大便秘结、小便短赤。舌红苔黄脉滑数。起病急，易康复。

治则：清热解毒。

推拿处方：清肝经，清心经，清肺经，清胃经，清天河水，退六腑，揉内劳宫。

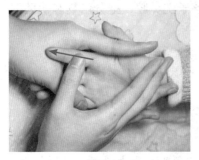

清肝经

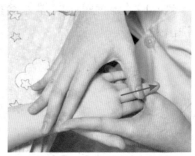

清心经

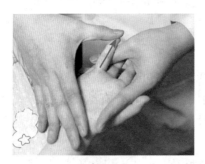

清肺经

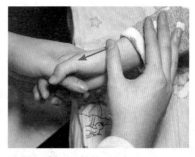

清胃经

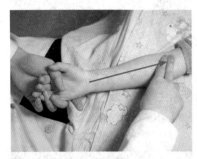

清天河水

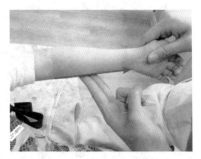

退六腑

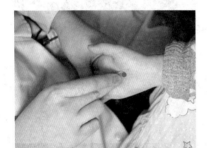

揉内劳宫

（2）虚证。

睑缘局部肿胀，红肿热痛不明显，多为暗红色，可伴有手足心热、心烦易怒。舌红苔剥，脉细数。病情反复，迁延不愈。

治则：清热养阴。

推拿处方：清肝经，清心经，清肺经，补脾经，补肾经，揉内劳宫，揉上马，揉涌泉。

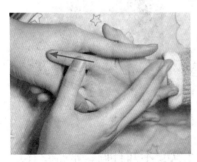

清肝经

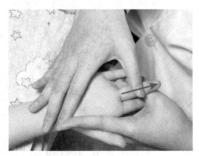

清心经

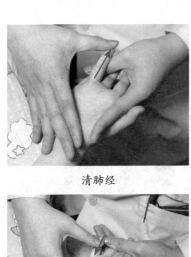

清肺经

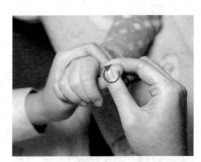

补脾经

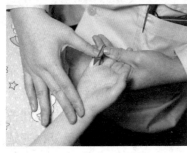

补肾经

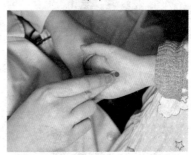

揉内劳宫

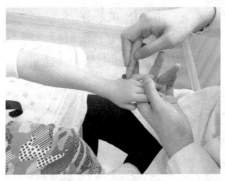

揉上马

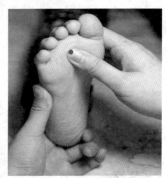

揉涌泉

4.预防调护

（1）饮食量不宜过多。小儿饮食不知自调，常常饮食过饱，脾胃不能正常运化，导致食积生热，上犯于胞睑。因此患儿在饮食上应以清淡为主，长期的食积损伤脾胃，会对孩子成长带来不利因素。

（2）饮食清淡，少食肥甘厚味。中医认为肉食易生痰，痰聚于体内又极易化热，痰热上犯，宝宝就极易患胞睑疾病。羊肉、牛肉、狗肉等热性极大，过食极易上火。

（3）忌食发物。我们通常说的发物包括海鲜、羊肉、淡水鱼虾、鸡蛋等，吃着药再吃这些发物就好像一边灭火，一边添柴扇风，药物的作用完全抗衡不了失调的饮食。

（4）适当服食蔬菜水果，蔬菜水果多属于阴性食物，可滋阴清热。

（5）若孩子还在服用奶粉阶段，可适当减少奶粉量，我们知道为了弥补非母乳喂养的不足，现在的奶粉中添加了许多营养物质，很多宝宝吃了都会上火。

第四节　皮肤疾病

一、湿疹（奶癣）

1. 疾病定义

初期多见于肥胖婴儿之面颊部，起病急，多数群集的小红丘疹及红斑分布密集，随后融合成片状红斑，上有灰白色皮屑。皮屑很快变成水疱丘疹，疱破后渗液糜烂，结痂，剧烈瘙痒。中期皮疹反复发作，皮肤以小丘疹为主，渗液，红肿皮痂逐渐减轻，时有白色鳞皮或遗留部分疱疹及糜烂面，瘙痒减轻，持续时间较长。后期皮肤肥厚粗糙，发生苔藓样改变、色素沉着。

2. 诊断要点

（1）辨皮疹形态：皮疹以干燥、脱屑为主的多由血虚风燥所致，多见于形体消瘦、营养不良的小儿；若皮疹以水疱、糜烂、渗出为主，多见于湿盛蕴热的肥胖婴儿；若湿疹部位有发热、小便短赤、大便干结，多见于湿热俱盛。

（2）常对称分布于面颊、额部、头皮及皮肤褶皱处，严重者可涉及腰背甚至全身。

（3）多在婴儿出生1～6个月发病，2岁以内皮疹逐渐减轻，有些可自愈，少数可迁延不愈。

（4）严重的瘙痒感，病情反复，久病可见鳞屑、薄痂、苔藓样改变，皮肤干燥，皮肤肥厚明显。

3. 辨证论治

（1）湿热俱盛。

症候：皮疹见红斑、水疱、糜烂、脓水淋漓、味腥而黏或有结痂，瘙痒难忍，皮疹发于头面及躯干、四肢的屈侧面。伴有小便短赤、大便干结。舌红，苔黄腻，脉滑，指纹青紫。

治则：清热止痒，祛风除湿。

推拿处方：清补脾经，清大肠经，运内八卦，揉小天心，揉内劳宫，清小肠经，退六腑，推脊，揉血海，揉足三里，揉风市，揉三阴交。

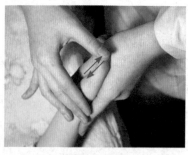

清补脾经

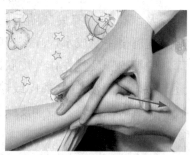

清大肠经

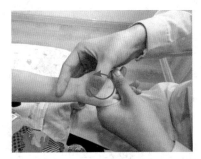

运内八卦

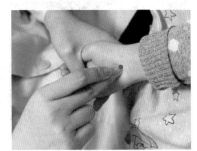

揉小天心

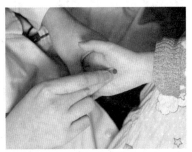

揉内劳宫

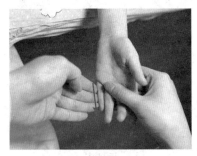

清小肠经

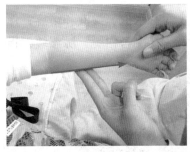

退六腑

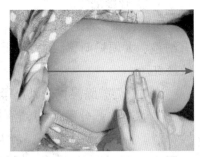

推脊

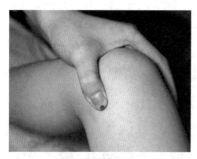

揉血海

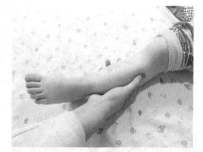

揉足三里

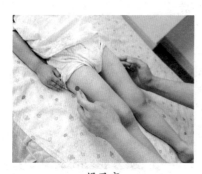

揉风市

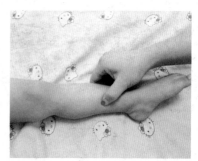

揉三阴交

（2）脾虚湿盛。

症候：皮疹颜色暗红不鲜，表面有水疱、渗液和结痂，伴有纳差、大便稀溏、腹胀、吐乳。舌淡、苔白腻、脉濡缓，指纹淡红。

治则：健脾除湿，祛风止痒。

推拿处方：分手阴阳，清补脾经，运内八卦，掐揉四横纹，清肺平肝，清大肠经，清天河水，退六腑，揉小天心，揉一窝风，揉曲池，揉风市，揉足三里，揉三阴交。

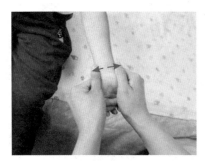

分手阴阳

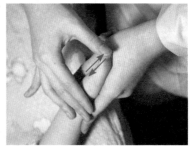

清补脾经

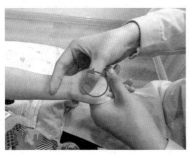

运内八卦

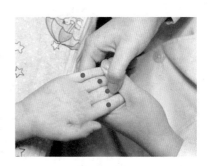

掐揉四横纹

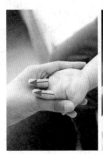

清肺平肝

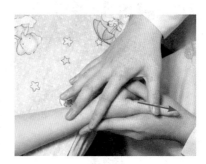

清大肠经

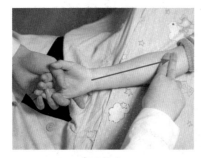

清天河水

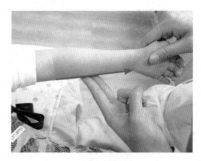

退六腑

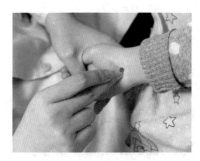

揉小天心

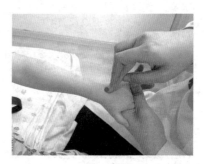

揉一窝风

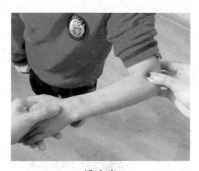

揉曲池

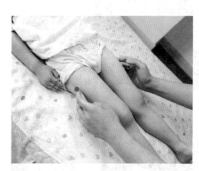

揉风市

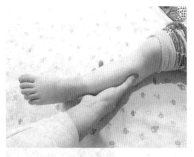

揉足三里

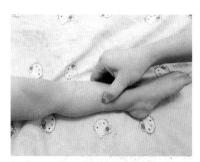

揉三阴交

（3）血虚风燥。

症候：皮疹为干燥鳞屑、色素沉着、苔藓样改变，瘙痒剧烈，皮肤肥厚粗糙，抓破有少量渗液，口干，夜寐不安，大便干结。舌淡苔薄或少苔，脉细数。

治则：养血润燥，祛风止痒。

推拿处方：补脾经，清肺经，运内八卦，掐揉四横纹，补肾经，揉上马，清大肠经，清天河水，捏脊，揉血海，揉风市，揉三阴交，揉太溪。

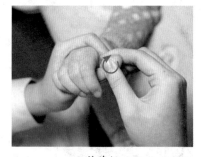

补脾经

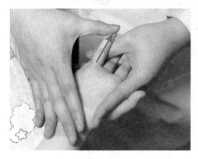

清肺经

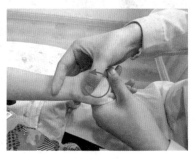

运内八卦

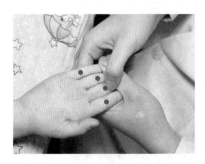

掐揉四横纹

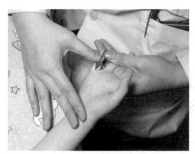

补肾经

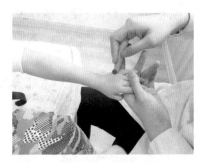

揉上马

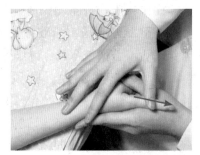

清大肠经

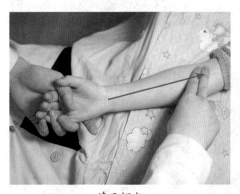

清天河水

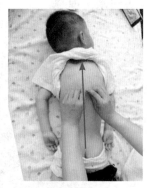

捏脊

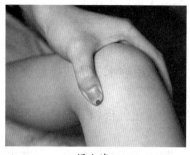

揉血海

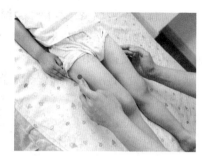

揉风市

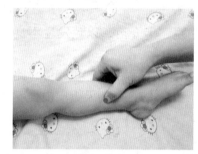

揉三阴交

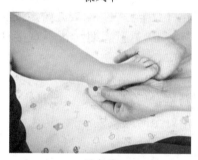

揉太溪

4. 预防调护

（1）尽量采用母乳喂养，一般来讲母乳不易引起湿疹（母亲是过敏体质者除外），如果必须用牛奶喂养，可将奶多煮沸几分钟，使牛奶中的乳白蛋白变性，利于小儿消化吸收。

（2）湿疹患儿在接受治疗期间及哺乳期母亲均应忌食辛辣、鱼虾、牛羊肉等发物。蔬菜中韭菜、香菜也属辛发之品，忌食。

（3）哺乳患儿勿过饱，添加辅食时，在给量上应由少到多，种类上宜一种一种地添加，使孩子慢慢适应，也便于家长观察何种食物容易引起过敏。对于患病的孩子添加蛋黄应推迟到六个月为宜，以免加重胃肠负担而加重病情。

（4）患儿应多吃清淡、易消化、富含维生素和矿物质的食物，如新鲜果汁、胡萝卜汁、绿叶菜汁等。这样可以调节婴幼儿的生理功能，减轻皮肤过敏反应。

（5）皮损部位忌摩擦及用水洗，否则易使病情加重或蔓延，结痂处可用植物油轻轻洗涤，且忌用热水烫洗或接触肥皂类清洁剂。

（6）患儿衣着应以宽松、柔软的浅色纯棉织品为佳，不宜穿、盖过多过暖，热则易痒。

（7）抱婴儿时最好在胳膊上衬垫纯棉织物或毛巾，以减少化纤及羊毛织物对婴儿娇嫩皮肤的不良刺激。

（8）患病期间暂不宜接种牛痘、卡介苗，以免发生不良反应。

（9）治疗时间5～7天，部分患儿皮损程度有加重趋势，此乃推拿后腠理散发、毒邪外出之佳兆，约至第10天始皮损程度渐好至向愈。

二、荨麻疹

1. 疾病定义

荨麻疹俗称风疹块，是由于细胞渗透性增高出现的一种局限性变态反应，表现为皮肤大小不等的风疹块或风团，瘙痒剧烈，多呈红色，发无定时。归属于中医"隐疹"范畴，多由先天禀赋不足，加之外感风邪、脾胃湿热、气血虚弱等诸多因素而致人体腠理疏松，营卫失调，从而出现风团、红斑等皮损。

2. 诊断要点

（1）表现为大小不等的风疹块，随即融合成风团，呈鲜红色或苍白色、皮肤色，少数患者有水肿性红斑。

（2）发作时间不定，骤然发生，消退迅速，消退后不留痕迹。

（3）伴有剧烈瘙痒感。

（4）皮疹反复3个月以上不愈者，为慢性隐疹。

3. 辨证论治

（1）风寒袭表。

症候：皮疹色白，感寒加重，伴恶寒、手足冷。舌淡苔白，脉浮紧。

治则：疏风散寒。

推拿处方：清肺经，补肺经，揉一窝风，揉外劳宫，推三关，掐揉二扇门。

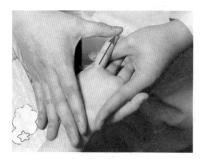

清肺经

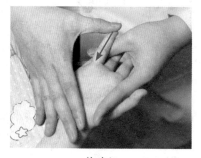

补肺经

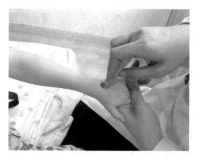

揉一窝风

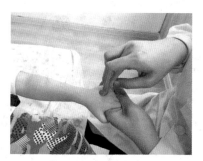

揉外劳宫

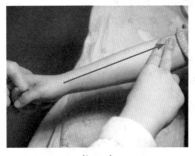

推三关

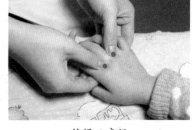

掐揉二扇门

（2）风热犯表。

症候：皮疹鲜红且伴灼热感，伴发热、烦躁、咽痛。舌红苔薄白或薄黄，脉浮数。

治则：疏风散热。

推拿处方：清肺经，揉小天心，揉内劳宫，清天河水，拿风池。

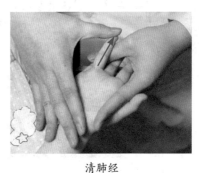

清肺经

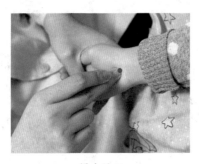

揉小天心

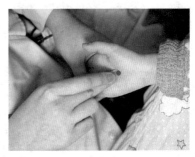

揉内劳宫

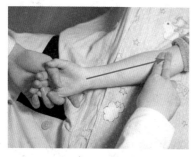

清天河水

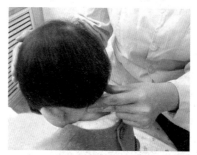

拿风池

（3）湿热内蕴。

症候：皮疹色红，瘙痒剧烈，伴脘腹胀满、大便秘结、小便短赤。舌红苔黄脉滑数。

治则：清热利湿。

推拿处方：清肺经，清脾经，清胃经，清大肠经，清天河水，退六腑。

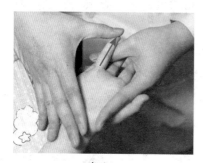

清肺经

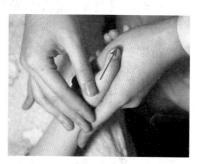

清脾经

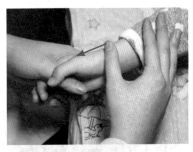

清胃经

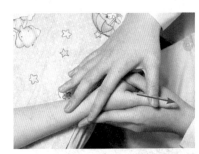

清大肠经

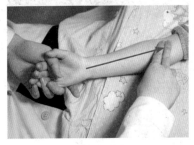

清天河水

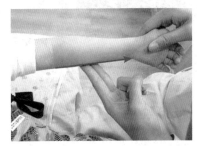

退六腑

（4）阴虚内热。

症候：反复发作，午后及夜间加重，伴五心烦热、烦躁易怒。舌红少津苔花剥，脉细。

治则：养阴清热。

推拿处方：清肺经，清心经，补肾经，揉上马，揉三阴交，揉涌泉，揉血海。

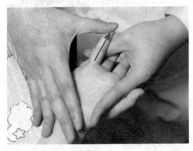

清肺经

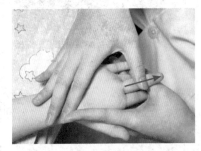

清心经

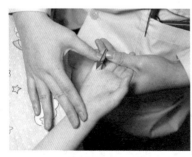

补肾经

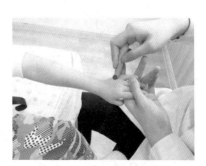

揉上马

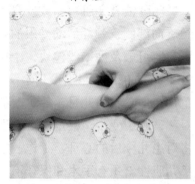

揉三阴交

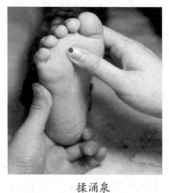

揉涌泉

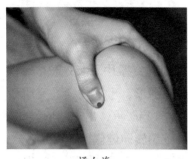

揉血海

4. 预防调护

（1）寻找病因，避免过敏原。

（2）勿抓挠患处，可冷敷减轻瘙痒感。

（3）注意营养均衡，忌食辛辣、海鲜等，多吃水果、蔬菜等富含维生素的食物。

（4）防寒保暖，注意天气变化，穿着宽松透气的衣物，以免刺激患处。

（5）保证睡眠充足，适当运动，增强机体免疫力。

第五节　其他疾病

一、小儿肌性斜颈

1. 疾病定义

小儿先天性肌性斜颈是由于一侧胸锁乳突肌挛缩或发育不良造成头颈部向患侧偏斜，下颌旋向健侧，颈部活动受限的一种常见病。多数患儿患侧胸锁乳突肌可触及硬结或包块，中医称之为"筋结"，其发病率为0.3%～2.0%。早期无任何不适及严重的机能障碍，不易引起重视。但随着患儿月（年）龄的增长，逐渐引起面部及头颅不对称，眼裂变小，甚至出现继发性颈胸椎侧弯的代偿性改变，将对患儿今后的心理、工作、婚姻带来很大的影响。目前治疗小儿肌性斜颈有手术和保守治疗两种方法，小儿推拿是保守治疗的首选治疗方法，广泛运用于临床。

2. 诊断要点

（1）出生后7～10天，一侧胸锁乳突肌中下1/3或2/3处，可发现肿块，质地坚硬，呈菱形或椭圆形，可随胸锁乳突肌活动。随着年龄增长，面部肌肉纤维化日趋严重，出现畸形。

（2）斜颈患儿头部偏向患侧，下颌转向健侧。

（3）颜面不对称，出生3～4个月后，因患侧面部肌肉斜方肌肉萎缩致眼裂变小，脸部明显缩小，呈现左右不对称（大小脸）。

（4）头颈活动受限，严重者可致颈椎侧弯畸形。

3. 辨证分型

（1）包块型：患侧的胸锁乳突肌挛缩形成包块而致头歪所引起的肌性斜颈。

（2）发育不良型：患侧胸锁乳突肌、斜方肌等发育不良而致头歪所引起的肌性斜颈（此型目前无法手术治疗）。

治则：舒筋缓拘。

推拿处方：揉桥弓，拿桥弓，侧扳颈项，拔伸、旋转颈项，揉、滚、抹法放松背部斜方肌群。

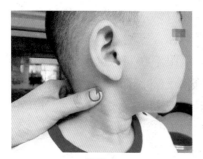

揉桥弓

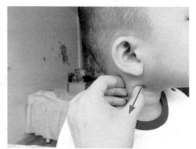

拿桥弓

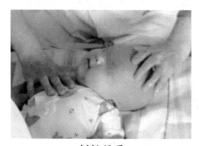

侧扳颈项

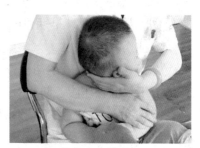

拔伸、旋转颈项

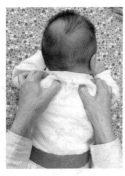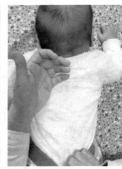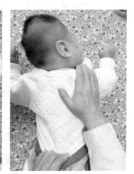

揉、搓、抹法放松背部斜方肌群

4. 并发症

先天性肌性斜颈有1/5合并先天性髋关节脱位，如早期未得到有效治疗，逐渐会出现颜面部畸形。主要表现为面部不对称，双侧眼外角至口角的距离不对称，患侧距离缩短，健侧增长。患侧眼睛位置平面降低，因双眼不在同一水平线上，易产生视力疲劳而出现视力减退。健侧颜面部圆而饱满，患侧则窄而平。颈椎可发生代偿性侧凸畸形及先天性髋关节脱位。此外，患儿整个面部，包括鼻、耳等也可出现不对称性改变。

5. 预防与调护

（1）本病大多为先天性，无有效预防措施。临床上最主要是要做到早期发现、早期诊断、早期治疗，防止给患儿带来进一步的损伤。

（2）孕妇应注意孕期检查，纠正不良胎位；孕期注意坐的姿势，不要曲腰压腹，防止对胎儿造成不良影响而致斜颈。

（3）平时要注意纠正患儿头位，要注意采用与患儿斜颈方向相反的动作和姿势以利于矫正；小儿不宜过早直抱，防止发生姿势性斜颈。

（4）3个月的宝宝可在家长监护下多俯卧位，让患儿自主抬头，锻炼颈项部肌肉力量，促进颈项部血液循环；小儿肌性斜颈病因多与孕产过程有关，产前有胎位不正、产伤或难产现象的宝宝产后要注意其颈部，观察有无肿块或梭形肿物，早发现，早治疗。

（5）推拿治疗斜颈一般以出生6个月以内开始治疗为好。病情轻者，每日或隔日推拿治疗1次，每次推拿时间为15分钟左右，一般一疗程（3个月为一疗程）即可痊愈；重者应每日推拿1次，至少需两个疗程以上；治愈后，可在1个月、3个月及半年各复查一次。

二、夜啼

1. 疾病定义

夜啼是指白天如常，入夜则啼哭不安，或每夜定时啼哭，甚则通宵达旦。

2. 诊断要点

持续多个晚上出现难以查明原因的入夜啼哭不安，时哭时止，或定时啼哭，而白天安静。

3. 辨证论治

（1）脾脏虚寒。

症候：哭声低弱，睡喜蜷曲，腹喜摩按，四肢欠温，吮乳无力，大便溏薄，小便较清，面色青白。唇舌淡红，舌苔薄白。

脾脏虚寒

治则：温脾散寒。

推拿处方：分手阴阳，补脾经，揉一窝风，揉外劳宫，调大肠经，运内八卦，掐揉四横纹，揉小天心，揉上马，按揉天枢。

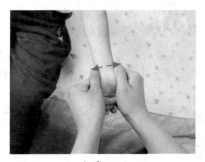

分手阴阳

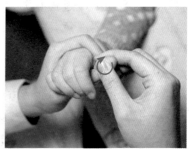

补脾经

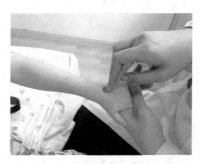

揉一窝风

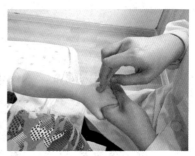

揉外劳宫

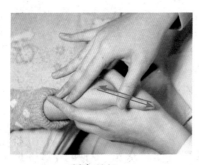

调大肠经

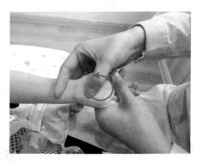

运内八卦

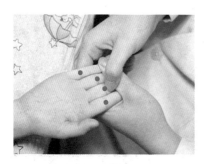
掐揉四横纹

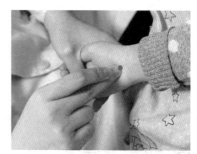
揉小天心

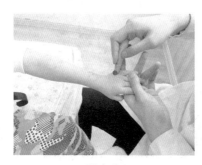
揉上马

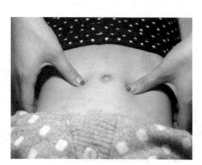
按揉天枢

（2）心经积热。

症候：哭声响亮，见灯火更甚，哭时面赤唇红，烦躁不安，身腹俱暖，大便秘结，小便短赤。舌尖红，苔黄。

心经积热

治则：清心导赤。

推拿处方：分手阴阳，补肾经，清天河水，清板门，掐揉四横纹，清肺经，清大肠经，揉小天心。

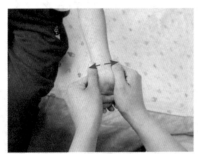

分手阴阳

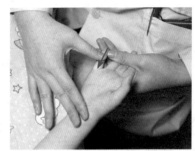

补肾经

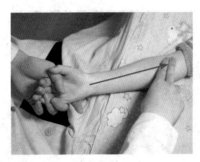

清天河水

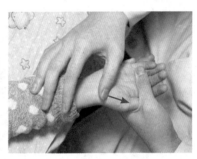

清板门

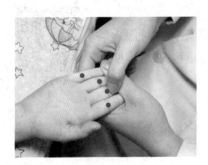

掐揉四横纹

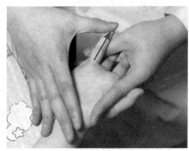

清肺经

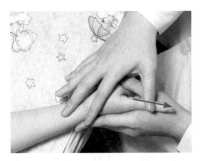

清大肠经

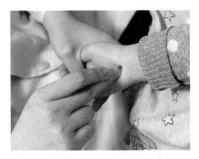

揉小天心

（3）暴受惊恐。

症候：夜间突然啼哭，似见异物，哭声不已，精神不安，时作惊惕，面色青灰。舌淡苔薄白。

暴受惊恐

治则：镇惊安神。

推拿处方：分手阴阳，揉小天心，补肾经，清天河水，揉上马。

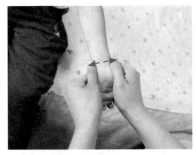

分手阴阳

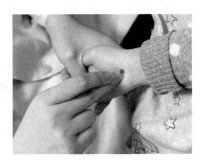

揉小天心

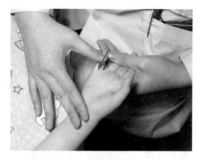

补肾经

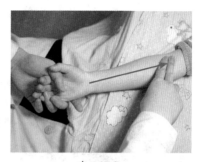

清天河水

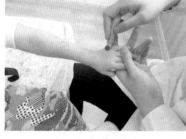

揉上马

4. 预防调护

（1）排除饥饿、过饱、二便等引起婴儿啼哭之原因。

（2）居住环境安静，保持室温，注意防寒保暖。

（3）乳母宜饮食清淡，少食刺激性食物。

（4）培养孩子日醒夜睡的睡眠习惯。

三、遗尿

1. 疾病定义

遗尿又称尿床，是指年满4周岁以上小儿睡眠中不能自行控制而排尿，醒后方知的病症。3周岁以下小儿遗尿者，属正常生理现象。

2. 诊断要点

（1）睡眠中无意识排尿，醒后方觉。

（2）排除神经系统及泌尿生殖系统器质性疾病。

（3）有夜间遗尿及白天遗尿，以夜间多见。

3. 辨证论治

（1）肾气不足。

症候：睡中遗尿，醒后方觉。每晚尿床1次以上，小便清长，面白少华，神疲乏力，智力较同龄儿差，手足发凉，腰腿酸软。舌质淡，舌苔白滑，脉沉无力。

治则：温补肾阳，固涩小便。

推拿处方：揉百会，补肾经，揉外劳宫，推三关，掐人中，揉丹田，揉三阴交，擦八髎，揉肾俞。

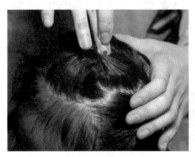

揉百会

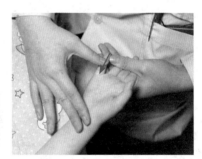

补肾经

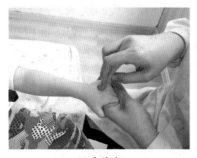

揉外劳宫

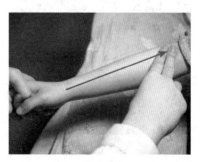

推三关

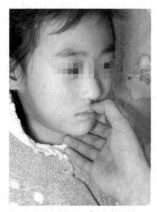

掐人中

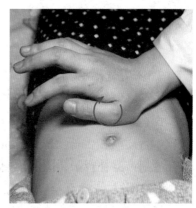

揉丹田

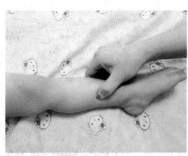

揉三阴交

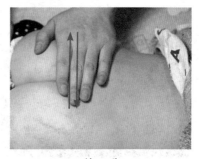

擦八髎

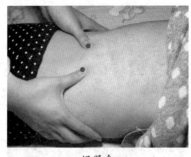

揉肾俞

（2）肺脾气虚。

症候：夜间遗尿，白天尿频而量多，经常感冒，面白少华，神疲乏力，食欲不振，大便溏薄。舌质淡红，苔薄白，脉沉无力。

治则：健脾补肺，固涩小便。

推拿处方：揉百会，补肾经，掐人中，补肺经，揉外劳宫，揉丹田，揉足三里，擦八髎，揉肾俞。

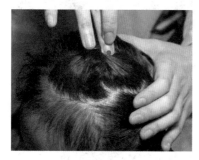

揉百会

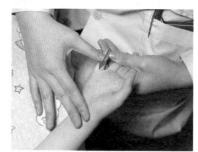

补肾经

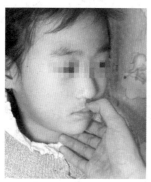

掐人中

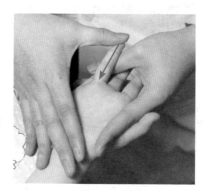

补肺经

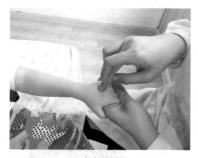

揉外劳宫

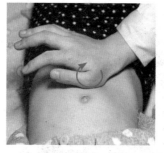

揉丹田

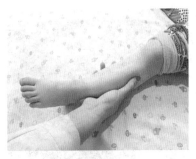

揉足三里

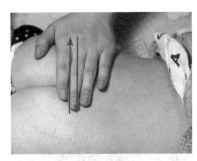

擦八髎

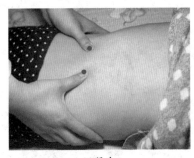

揉肾俞

（3）心肾失交。

症候：梦中遗尿，睡觉不安宁，烦躁叫扰，白天多动少静，难以自制，或五心烦热，形体较瘦。舌质红，苔薄少津，脉沉细而数。

治则：交通心肾，固涩小便。

推拿处方：揉百会，补肾经，揉外劳宫，清心经，掐人中，揉丹田，揉三阴交，揉肾俞。

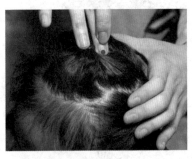

揉百会

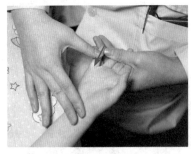

补肾经

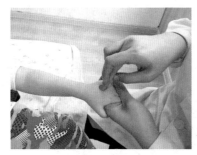

揉外劳宫

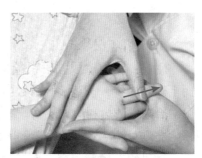

清心经

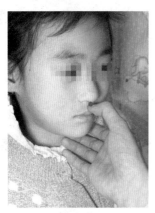

掐人中

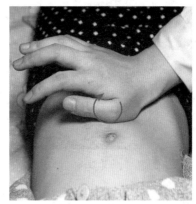

揉丹田

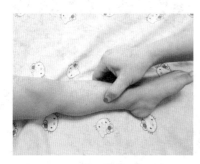

揉三阴交

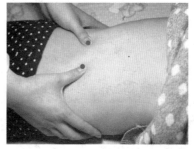

揉肾俞

（4）肝经湿热。

症候：睡中遗尿，尿频量少，性情急躁，手足心热，唇红而干。舌质红，苔黄，脉滑数。

治则：清热利湿。

推拿处方：补肾经，清肝经，清心经，清小肠经，掐人中，揉丹田，揉三阴交，擦八髎。

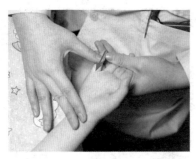
补肾经

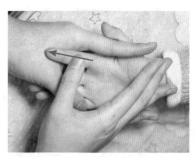
清肝经

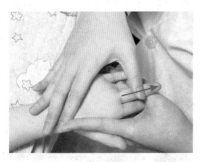
清心经

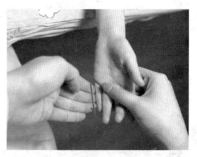
清小肠经

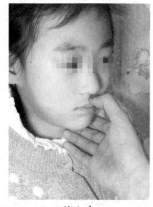

掐人中

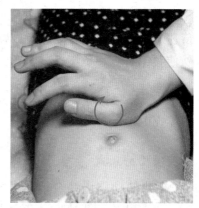

揉丹田

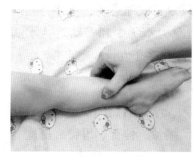

揉三阴交

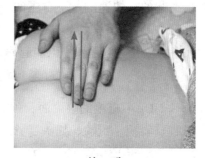

擦八髎

4. 预防调护

（1）建立合理生活习惯，临睡前将小便排空，同时给孩子养成晚上定时叫醒排尿的习惯，逐渐形成时间性条件反射。

（2）调整饮食，下午4点以后尽量控制饮水、食用水果及流质食物，减少膀胱储尿量。

（3）尽量保证良好的生活环境，避免吵闹、惊吓等不良刺激。

（4）白天玩耍避免过于劳累及兴奋。

（5）及时更换尿湿的被褥、衣裤，潮湿的被褥更易引起尿床。

（6）必须指出遗尿可使患儿含羞、焦虑、恐惧等情绪，对待遗尿患儿，应给予安慰及鼓励，不应责骂，不要过于在意，勿使孩子有心理负担，孩子遇到挫折时，要进行疏导，消除其紧张心理。

四、小儿抽动秽语综合征（多发性抽搐症）

1. 疾病定义

小儿抽动秽语综合征是儿童和青少年时期常见的儿科疾病，是一种神经精神障碍，主要表现为身体某部肌肉或某部肌群突起的、快速的、不自主的、反复的收缩运动，可伴有发声抽动、精神障碍、强迫症状、注意力不集中和多动等。本病90%以上的病例是10岁以前起病，男性多于女性。

2. 临床表现

（1）不自主的眼、面、颈、肩及上下肢肌肉快速收缩，如眨眼、斜视、噘嘴、摇头、耸肩、缩颈、伸臂、甩臂、挺胸、弯腰、旋转躯体等。

（2）发声性抽动则表现为喉鸣音、吼叫声，可逐渐转变为刻板式咒骂、陈述污秽词语等。有些患儿在不自主抽动后，逐渐产生语言运动障碍，部分患儿还可产生模仿语言、模仿动作、模仿表情等行为。

3. 辨证论治

（1）肝郁火旺。

症候：面红耳赤，烦躁易怒，皱眉眨眼，张口歪嘴，摇头耸肩，发作频繁，抽动有力，口出异声秽语，大便秘结，小便短赤。舌红苔黄。

治则：清肝泻火，熄风镇惊。

推拿处方：清胃经，清大肠经，清肝经，补肾经，运内八卦，掐揉合谷，揉小天心，揉总筋，掐揉五指节，揉膊阳池，清天河水，退六腑，推脊，推下七节骨，顺摩腹，揉委中，揉太冲，揉行间。

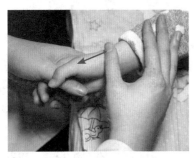

清胃经

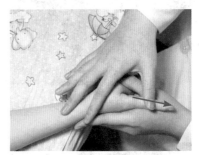

清大肠经

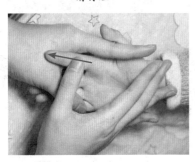

清肝经

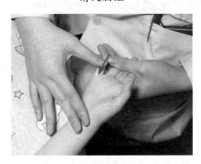

补肾经

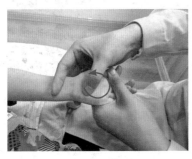

运内八卦

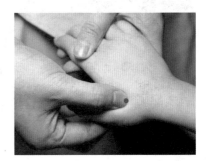

掐揉合谷

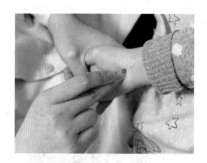

揉小天心

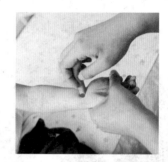

揉总筋

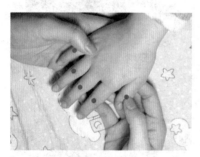

掐揉五指节

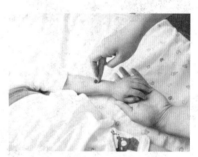

揉膊阳池

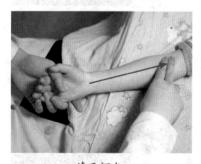

清天河水

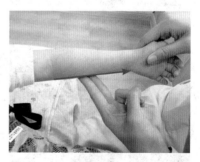

退六腑

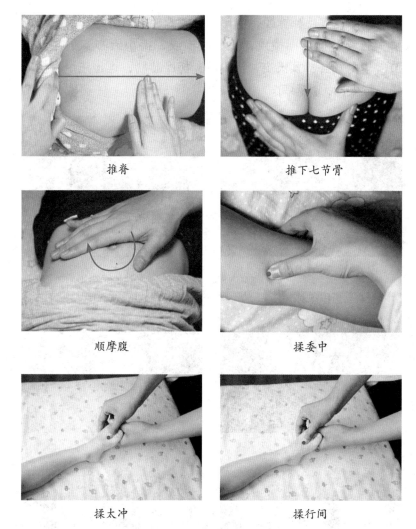

推脊 推下七节骨

顺摩腹 揉委中

揉太冲 揉行间

（2）脾虚痰滞。

症候：面黄体瘦，精神不振，胸闷作咳，喉中声响，皱眉眨眼，嘴角抽动，肢体动摇，发作无常，脾气乖戾，夜眠不安，纳少厌食。舌质淡，苔白或腻。

治则：健脾化痰，平肝熄风。

　　推拿处方：补脾经，清胃经，清脾经，清肝经，清肺经，清大肠经，掐揉四横纹，揉掌小横纹，捣小天心，掐揉五指节，运内八卦，揉天突，揉中脘，搓摩胁肋，揉足三里，揉丰隆，揉太冲，揉行间。

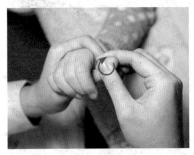

补脾经

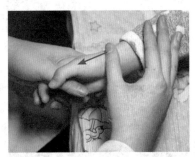

清胃经

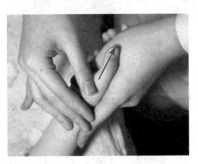

清脾经

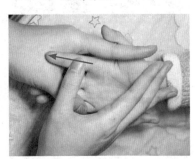

清肝经

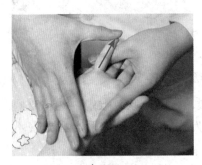

清肺经

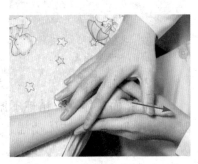

清大肠经

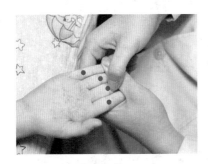

掐揉四横纹

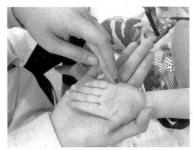

揉掌小横纹

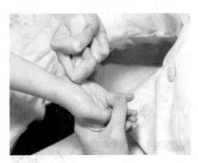

捣小天心

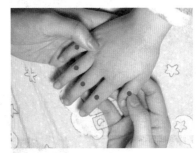

掐揉五指节

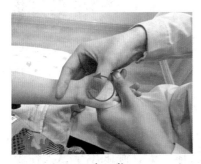

运内八卦

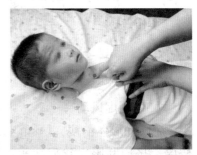

揉天突

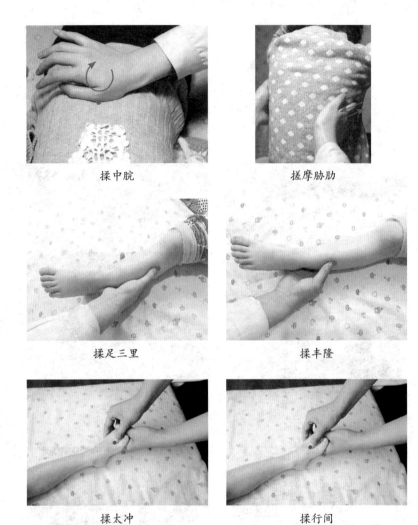

揉中脘　　　　　　　　　　　搓摩胁肋

揉足三里　　　　　　　　　　揉丰隆

揉太冲　　　　　　　　　　　揉行间

（3）阴虚风动。

症候：形体消瘦，两颧潮红，五心烦热，性情急躁，口出
秽语，挤眉眨眼，耸肩摇头，肢体震颤，睡眠不宁，大便干
结。舌质红绛，舌苔光剥。

治则：滋阴清热，疏肝熄风。

　　推拿处方：补脾经，清肝经，清大肠经，补肾经，揉内劳宫，捣小天心，揉总筋，掐揉五指节，揉上马，揉膊阳池，清天河水，顺摩腹，推脊，推下七节骨，揉龟尾，搓摩胁肋，揉足三里，揉太溪，揉太冲，揉行间，揉涌泉。

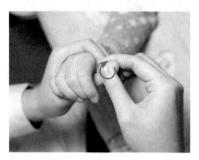

补脾经

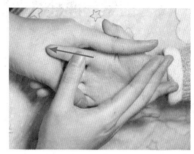

清肝经

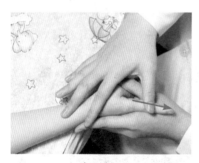

清大肠经

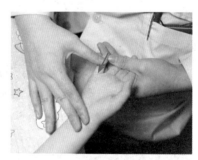

补肾经

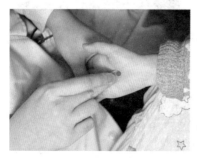

揉内劳宫

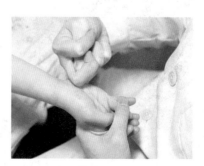

捣小天心

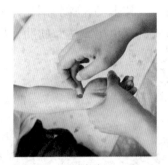

揉总筋

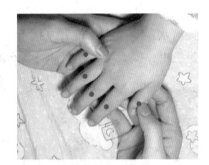

掐揉五指节

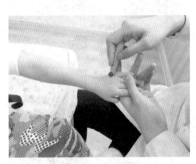

揉上马

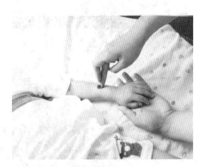

揉膊阳池

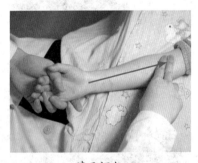

清天河水

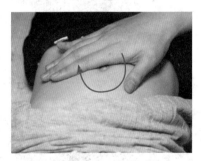

顺摩腹

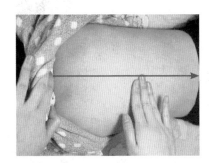

推脊

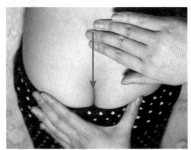

推下七节骨

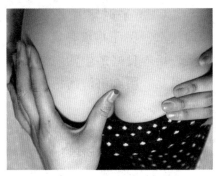

揉龟尾

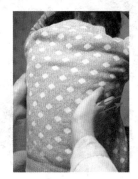

搓摩胁肋

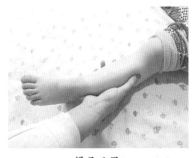

揉足三里

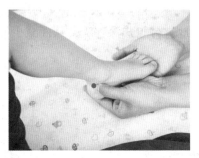

揉太溪

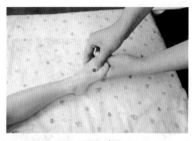

揉太冲

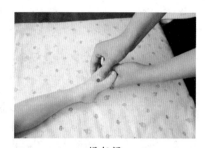

揉行间

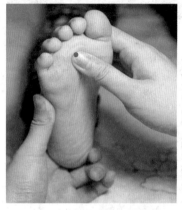

揉涌泉

4. 预防调护

从心理上调治。

（1）平时重视儿童的心理状态，保证儿童有规律的生活，培养良好的生活习惯；关爱患儿，耐心讲清病情，给予安慰鼓励。

（2）饮食宜清淡，不过食辛辣或其他刺激性食物。

（3）注意休息，不要长时间看电视、玩电脑、玩游戏机。

（4）对于发声抽动的患儿可嘱其紧闭口，通过有节奏缓慢地进行腹式深呼吸，从而减少抽动症状。